essentials

Essentials liefern aktuelles Wissen in konzentrierter Form. Die Essenz dessen, worauf es als „State-of-the-Art" in der gegenwärtigen Fachdiskussion oder in der Praxis ankommt, komplett mit Zusammenfassung und aktuellen Literaturhinweisen. Essentials informieren schnell, unkompliziert und verständlich

- als Einführung in ein aktuelles Thema aus Ihrem Fachgebiet
- als Einstieg in ein für Sie noch unbekanntes Themenfeld
- als Einblick, um zum Thema mitreden zu können.

Die Bücher in elektronischer und gedruckter Form bringen das Expertenwissen von Springer-Fachautoren kompakt zur Darstellung. Sie sind besonders für die Nutzung als eBook auf Tablet-PCs, eBook-Readern und Smartphones geeignet.

Essentials: Wissensbausteine aus Wirtschaft und Gesellschaft, Medizin, Psychologie und Gesundheitsberufen, Technik und Naturwissenschaften. Von renommierten Autoren der Verlagsmarken Springer Gabler, Springer VS, Springer Medizin, Springer Spektrum, Springer Vieweg und Springer Psychologie.

Wolfgang U. Eckart

Ferdinand Sauerbruch – Meisterchirurg im politischen Sturm

Eine kompakte Biographie für Ärzte und Patienten

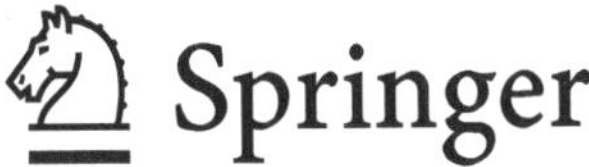

Prof. Dr. Wolfgang U. Eckart
Institut für Geschichte und Ethik
der Medizin
Heidelberg
Deutschland

ISSN 2197-6708 ISSN 2197-6716 (electronic)
essentials
ISBN 978-3-658-12546-2 ISBN 978-3-658-12547-9 (eBook)
DOI 10.1007/978-3-658-12547-9

Die Deutsche Nationalbibliothek verzeichnet diese Publikation in der Deutschen Nationalbibliografie; detaillierte bibliografische Daten sind im Internet über http://dnb.d-nb.de abrufbar.

Springer

Gedruckt auf säurefreiem und chlorfrei gebleichtem Papier

Springer Fachmedien Wiesbaden ist Teil der Fachverlagsgruppe Springer Science+Business Media
(www.springer.com)

Was Sie in diesem Essential finden können

- Ernst Ferdinand Sauerbruch: Biographisches; Herkunft, Schule, Studium und frühe Karriere
- Wissenschaftliche Leistungen: Umkipp-Plastik; Druckdifferenzverfahren; Prothesen (Sauerbruch-Arm und -Hand)
- Weltanschauung; politische Positionierungen; NS-Bewegung; NS-Forschung; Humanexperimente; Krebsforschung
- Nachkriegssituation; Sauerbruch im Film; Biographie und Vermarktung

Vorwort

Die vorliegende kompakte Biographie Ernst Ferdinand Sauerbruchs kann und will keine umfassende Darstellung seines Lebenswegs sein. Diese muss einem späteren Zeitpunkt vorbehalten sein. Zu umfassend ist das alte und neue Quellengut, das hierzu durchgesehen und ausgewertet werden müsste. In diesem Essential soll es vornehmlich um den politischen Sauerbruch, oder besser: um die politische Selbstinszenierung des großen Chirurgen gehen. Insbesondere die über weite Strecken von seinem Ghostwriter konstruierte, teilweise erfundene ‚Autobiographie' „Das war mein Leben" hat dem Publikum zusammen mit dem auf ihrer Grundlage entstandenen Spielfilm einen idolhaften Artztypus vorgehalten, der möglicherweise für mindestens eine ganze Generation junger Mediziner vorbildhaft wirkte. Aber Sauerbruch entsprach diesem entworfenen Bild nicht. Er hat sich auf eine bisweilen schwer verständliche, bisweilen sogar unerträgliche Weise mit den jeweiligen politischen Machthabern arrangiert und gleichzeitig immer wieder auch Ambivalenzen und Brüche offenbart. Dem politischen Sauerbruch im Wandel der Systeme, die seinen Lebensweg begleiteten, soll hier in erster Linie nachgegangen werden.

Heidelberg, im August 2015 — Wolfgang Eckart

Inhaltsverzeichnis

1 Einleitung

Wie wohl kaum ein anderer deutscher Arzt des 20. Jahrhunderts ist der Chirurg Ernst Ferdinand Sauerbruch[1] (vgl. Eckart 2002; Deutsche Gesellschaft für Chirurgie – Mitteilungen 2006, S. 325 ff.) noch zu seinen Lebzeiten zum Idol seiner Patientenschaft und seines Publikums quer durch alle Schichten der deutschen Gesellschaft geworden. Es scheint nachgerade angebracht, von einem ‚Mythos Sauerbruch' zu sprechen, vom Mythos eines Halbgottes in Weiß, bei dem allerdings sorgfältig zwischen biographischer Verklärung und ärztlich-politischer Realität unterschieden werden muss. Schon bald nach dem Tod des berühmten Berliner Chirurgen am 2. Juli 1951 waren die Memoiren dieser weit über ihre Zeit hinausreichend charismatische Arztpersönlichkeit in der Illustrierten „Revue" erschienen. Alsbald folgte der Spielfilm „Sauerbruch. Das war mein Leben", einer der

[1] Vgl. zur Biographie Sauerbruchs Eckart, Wolfgang U., Ernst Ferdinand Sauerbruch: In, Fröhlich; Michael (Hg.), Die Weimarer Republik – Portrait einer Epoche in Biographien Darmstadt 2002, 175–187.; Eckart, Wolfgang U.; Dewey, Marc; Schagen, Udo; Schönberger, Eva, Ernst Ferdinand Sauerbruch and his Ambiguous Role in the Period of National Socialism: In Annals of Surgery, 244 (2006): 315–321 sowie in dtsch. Übers.: Dies., Ernst Ferdinand Sauerbruch und seine ambivalente Rolle während der Zeit des Nationalsozialismus: In, Deutsche Gesellschaft für Chirurgie – Mitteilungen, 36 (2006), 325–333. Der ‚Autobiographie' Sauerbruchs ist lediglich eingeschränkter Quellenwert zuzuschreiben. Sauerbruch, Ernst Ferdinand, Das war mein Leben, Bad Wörishofen 1951. Die hohe Neuauflagenzahl der zuerst in der „Revue" veröffentlichten Autobiographie entsprach einerseits der Popularität des Chirurgen, trug andererseits aber auch zu ihr bei. Zwischen 1951 und 1998 erschienen bei Kindler und in Buchclubs mindestens acht Ausgaben (1951, 1956, 1957, 1958, 1960, 1979, 1993, 1998). Über die Gesamtauflage der erfolgreichen Biographie, die 1957 bereits 238.000 Exemplare überschritt, kann nur gemutmaßt werden. Als biographische Quelle ist die diktierte Selbstdarstellung allerdings problematisch, was nicht zuletzt mit der fortgeschrittenen Altersdemenz ihres Verfassers zusammenhängt.

W. U. Eckart, *Ferdinand Sauerbruch – Meisterchirurg im politischen Sturm,* essentials,
DOI 10.1007/978-3-658-12547-9_1

typischen Heroenarztfilme der frühen 50er Jahre (Barthel 1986)[2]. Und auch er entsprach der schon für die Autobiographie so typischen Gratwanderung zwischen „Dichtung und Wahrheit“ vollkommen. Der Chirurg hatte Berlin, die Bühne seines heroisierenden Nachkriegsspielfilms (vgl. Benzenhöfer 1993, S. 60 ff.), bereits Jahrzehnte zuvor erreicht.

[2] Barthel, Manfred, So war es wirklich. Der deutsche Nachkriegsfilm, München/Berlin 1986, 252. Das Drehbuch war auf Grundlage der Sauerbruch-Memoiren durch Felix Lützkendorf (1906–1990) abgefasst worden, die Regie zunächst Josef von Báky (1902–1966) zugedacht und Otto Eduard Hasse (1903–1978) als Hauptdarsteller unter Vertrag genommen. Doch es kam offensichtlich zu Differenzen zwischen dem Produzenten Alexander Grüter (1907–1989) und von Baky, der schließlich verzichtete und gegen Rolf Hansen ausgetauscht wurde. Hansen änderte zunächst den Titel von „Hinter uns steht nur der Herrgott“ in „Sauerbruch – Das war mein Leben“ und ließ sodann O. E. Hasse auszahlen, der zu „negativ“ für die Rolle Sauerbruchs gewesen zu sein schien. An Hasses Stelle trat Ewald Balser (1889–1978).

Die Karriere 2

Im Folgenden soll die Biographie Sauerbruchs bis zu Übernahme seines Berliner Ordinariates, vor allem aber die frühe Verstrickung des Chirurgen in die nationalsozialistische Ideologie nachgezeichnet werden. Dabei ergibt sich das Bild einer privat wie öffentlich überaus charismatischen aber eben auch einer höchst ambivalenten Persönlichkeit. Folgt man Max Webers Beschreibung des charismatischen Typus, wie ihn Wolfram Pyta auf Paul von Hindenburg (1847-1934) appliziert hat, so finden wir bei Sauerbruch, ausgeprägt spätestens auf dem Berliner Höhepunkt seiner Laufbahn, fast alle kultursoziologischen Elemente einer charismatischen Persönlichkeit, die Aura des genialen Chirurgen, eines nachgerade idealtypischen Halbgottes in Weiß, die Fähigkeit sein Publikum – und zwar nicht nur auf der Seite der Patienten – in den Bann zu ziehen sowie den Gestus autoritärer Selbstsicherheit, der sich durch politische Machtträger wenig einschüchtern lässt. Technisch-modern mit dem Nimbus heroischen Wagemutes in seiner Disziplin in Erscheinung tretend, politisch aber begabt mit dem Habitus den National-Konservativen wirkte der Chirurg weit über seine berufliche Sphäre hinaus. Bedeutsam ist auch, dass Sauerbruch trotz seiner Verpflichtung als Ordinarius für Chirurgie in Zürich gleichwohl an den Wochenenden regelmäßig die Westfront bereiste, um dort chirurgisch tätig zu werden. Der Chirurg war damit wie die Mehrzahl seiner Kollegen auch ‚Kriegsteilnehmer' und verfügte somit über ein für die zwanziger und dreißiger Jahre bedeutsames *Epiteton ornans* und patriotisches Identifikationsmerkmal. Sauerbruch verstand es einerseits, sich im Dienste seiner Interessen als Klinikdirektor dem Regime in der Öffentlichkeit plakativ in Schrift und Rundfunkwort anzupassen und zumindest bis 1938 unzweideutig anzudienen. Gleichzeitig setzte er sich, dies allerdings für die breite Öffentlichkeit weniger wahrnehmbar, für einige NS-Verfolgte aus seinem unmittelbaren Umfeld hilfreich und rettend ein – andere blieben ungeschützt – und vertrat auch eine Position gegen den Krankenmord (der „T 4"-Aktion), während

W. U. Eckart, *Ferdinand Sauerbruch – Meisterchirurg im politischen Sturm,* essentials,
DOI 10.1007/978-3-658-12547-9_2

die ihm aus seiner führenden DFG-Tätigkeit und aus dem Reichsforschungsrat bekannten Grausamkeiten der experimentellen medizinischen NS-Forschung unwidersprochen blieben. Hier scheint der Vorwurf einer gutachterlichen Verstrickung in das NS-System der medizinischen Menschenverachtung berechtigt.

Ferdinand Sauerbruch entstammte kleinbürgerlichen Verhältnissen in der Wupperstadt Barmen, wo er am 3. Juli 1875 zur Welt kam und dort nach dem frühen Tod des Vaters von seinem Großvater, einem Schuhmacher, aufgezogen worden war (vgl. Buchser 1993; Genschorek 1997; Thorwald 1960; Kudlien und Andree 1980, S. 201 ff.; Engelhardt und Hartmann 1991, S. 337 ff.)[1]. Bis weit über den eigenen Tod hinaus sollte gerade dieser Umstand zu seiner nachgerade charismatischen Verehrung besonders durch die Bevölkerung der unteren gesellschaftlichen Schichten beitragen: „Der Mann ist einer von uns", war der Eindruck auch bei einfachen Leuten[2]. Nach dem Volksschulbesuch wechselte Sauerbruch auf das Elberfelder Realgymnasium, wo er 1895 sein Abitur bestand. Die Schule war 1830 als *Höhere Bürger- und Realschule Elberfeld* am heutigen Laurentiusplatz gegründet und 1884 zum Realgymnasium aufgewertet worden. Dies hieß allerdings auch, dass man von dort zwar eine gute naturwissenschaftliche Allgemeinbildung mit ins Leben nehmen und Kegelschnitte berechnen konnte aber kein „griechisches Scriptum" (Du Bois-Reymond 1912, S. 620) mehr zu lesen imstande war. Da indessen in Marburg, wo Sauerbruch Medizin studieren wollte, das Graecum zu den Aufnahmebedingungen gehörte, hatte der angehende Mediziner zunächst eine Griechisch-Prüfung zu absolvieren, was ihm 1896 am Altsprachlichen Gymnasium in Mühlheim an der Ruhr gelang. Nach dem Studium in Marburg, Jena und Leipzig, wo er 1902 mit einer bescheidenen kleinen Arbeit über einen „Fall von kindlicher Knochenerweichung", die im Grunde keine neuen Erkenntnisse brachte („Wir fanden bei unserer Arbeit nichts Neues.") promoviert wurde (Der Spiegel, 10. April

[1] Vgl. zur Biographie die folgenden Darstellungen und Lexikoneinträge: Dubs-Buchser, Rudolf, Die Memoiren des Dr. med. Heinrich Freysz: Hintergründe im Sauerbruch-Skandal Zürich 1915. Zollikon u. ö. 1993. Genschorek, Wolfgang, Ferdinand Sauerbruch: Ein Leben für die Chirurgie. Leipzig 1978. Thorwald, Jürgen, Die Entlassung: Das Ende des Chirurgen Ferdinand Sauerbruch, München 1960. Kudlien, Fridolf; Andree, Christian, Sauerbruch und der Nationalsozialismus: In: Medizinhistorisches Journal 15 (1980), 201–222. Vossschulte, Karl, Ernst Ferdinand Sauerbruch: In: Engelhardt, Dietrich von; Hartmann, Fritz (Hg.). Klassiker der Medizin, München 1991, 337–349, 445–448. Kürzere Lexikoneinträge: Sauerbruch, Ferdinand: In: Wer war wer in der DDR? Ein biographisches Lexikon, Berlin 2000, 727. Sauerbruch, (Ernst) Ferdinand: In: Deutsche biographische Enzyklopädie (DBE), Bd. 8, München u. ö. 1998, 528. Voswinckel, Peter S.: In: Deutsche Biographische Enzyklopädie (DBE), Bd. 8, München: Saur 1998, S. 528; U. Benzenhöfer, Sauerbruch: In: W. Eckart, Wolfgang; Gradmann, Christoph, Ärzte Lexikon, Berlin u. ö. 2001, 276–277.

[2] So der aus Barmen stammende Großvater des Verfassers.

1989). Hier schien sich zunächst nur eine normale Arztkarriere anzubahnen, nicht aber die eines charismatischen, innovativen und politisch auf höchster Ebene agierenden Meisterchirurgen.

Tatsächlich arbeitete Sauerbruch auch für kurze Zeit bei Erfurt als Landarzt, dann als Assistenzarzt am Kasseler Diakonissenkrankenhaus und schließlich wieder in Erfurt am dortigen Krankenhaus (1902) als chirurgischer Assistenz, bevor er nach einem kurzen Zwischenaufenthalt am Berliner Krankenhaus Moabit (1903) an die chirurgische Universitätsklinik nach Breslau zu Johannes von Mikulicz-Radecki (1850–1905) wechselt. Hier bereits beginnt die steile Karriere des Chirurgen, der seine naturwissenschaftliche Grundbildung schnell technisch-innovativ umsetzt und nach mehreren Misserfolgen mit der von ihm entwickelten Unterdruckkammer (Druckdifferenzverfahren) die Thoraxchirurgie am offenen Brustkorb begründet.

Nach der Habilitation bei J. von Mikulicz-Radecki (8. Juni 1905) wechselte Sauerbruch für eine kurze Zeitspanne ans Universitätsklinikum Greifswald und von dort als 1. Chirurgischer Oberarzt (12. Oktober 1907) und Extraordinarius für Chirurgie (23. Dezember 1908) nach Marburg. Von 1910 (15. Dezember) bis 1918 war er Lehrstuhlinhaber und Direktor der Chirurgischen Universitätsklinik in Zürich, in gleicher Funktion seit dem Ende des Krieges in München (1918) tätig und schließlich in Berlin an der Chirurgischen Klinik der Charité, der er 3. Dezember 1927 bis zu seiner Emeritierung (1949) als Direktor und Ordinarius für Chirurgie vorstand.

Sauerbruchs chirurgische Brillanz war universell, seine Domäne aber zweifellos die Thoraxchirurgie. Die von ihm erdachte und gegen erhebliche Fehlschläge und Anfangsschwierigkeiten durchgesetzte Methode des Druckdifferenzverfahrens leitete die Entwicklung der modernen Brustchirurgie ein und ermöglichte erstmals ausgedehnte Operationen an der Lunge sowie am offenen Herzen. Unanfechtbar ist seine Rolle als einer der Wegbereiter der plastischen Chirurgie, unvergessen trotz technologischer Revolution der Prothetik die nach ihm benannte Handprothese („Sauerbrucharm") und die Umkippplastik: eine Oberschenkelamputation bei Erhalt des Unterschenkels. Auch als Herausgeber und Autor bedeutender chirurgischer Werke trat der als glänzender Operateur geltende Chirurg und beliebte Hochschullehrer hervor.

3 Chirurgische Innovationen

Im Laufe seiner klinischen Karriere wagte und etablierte Sauerbruch Operationsmethoden, die vielfach noch heute als klassische Verfahren praktiziert werden. So entwickelte der mutige Chirurg das Druckdifferenzverfahren, das erste sicher Operationen am offenen Thorax gestattete. Unter anderem gelang so die Operation eines von Kalkschichten umlagerten „Panzerherzens", indem Sauerbruch den Kalkmantel heraushob und dem eingeengten Herzen wieder Bewegungsraum verschaffte. Sauerbruch, so scheint es, operierte als erster ein Herz-Aneurysma, eine gefährliche Ausbuchtung des Herzmuskels. Bereits in Zürich nahm der dort während des Weltkriegs tätige deutsche Chirurg reduzierte Oberschenkel zu Unterschenkel-Amputationen vor, indem er den erkrankten Oberschenkelknochen durch den Unterschenkelknochen ersetzte („Umkipp-Plastik") und verband die Muskelstümpfe armamputierter Patienten so kunstvoll mit Ersatzgliedern, dass die Prothesenträger die künstlichen Finger willkürlich bewegen konnten („Sauerbruch-Hand"). In der experimentellen Chirurgie nähte er Versuchstiere nach Art siamesischer Zwillinge wieder zusammen („Parabiose"), um die physiologischen Bedingungen solcher Eingriffe zu studieren.

3.1 Druckdifferenzverfahren

Diese Unterdruckkammer verhindert, dass die Lungen beim Öffnen des Brustraums kollabieren. Damit lieferte er bahnbrechende Grundlagen für die Chirurgie des Brustraums. Im Juni 1904 präsentierte der damals 28 Jahre alte Jungmediziner Sauerbruch in Berlin auf dem 33. Kongress der Deutschen Gesellschaft für Chirurgie das Prinzip des Druckdifferenzverfahrens (Mitt Grenzgeb Med Chir 13, 1904, S. 399 ff.). Bis zu diesem Zeitpunkt waren der Brustraum und seine Organe eine Tabuzone für den operierenden Arzt. Aus einem einfachen Grund: Sobald die

W. U. Eckart, *Ferdinand Sauerbruch – Meisterchirurg im politischen Sturm,* essentials,
DOI 10.1007/978-3-658-12547-9_3

Brustwand geöffnet wird und Luft von außen einströmt, fallen die Lungenflügel in sich zusammen. Der Betroffene kann dann kaum noch von selbst atmen. Es tritt akute Lebensgefahr ein. Der zielstrebige Berliner Chirurg erkannte das Problem der Druckdifferenz zwischen Brustkorb-Innerem und der Außenluft. Sauerbruch: „Der Luftdruck der Umgebung muß dem Druck im Brustkorb angepaßt werden." Also ließ er den Kopf des Patienten außerhalb seiner Unterdruckkammer gewöhnliche Außenluft einatmen, während der übrige Körper dem regulierenden Druck der Kammer ausgesetzt war. Schon wenige Monate danach hatte Sauerbruch 78 Tiere erfolgreich operiert. Die erste Patientin allerdings starb kurz nach der Operation „aus unbekannten Gründen". Es musste nunmehr eine Methode entwickelt werden, die die Lungen weitgehend ruhigstellt, nicht in sich zusammenfallen lässt, aber den Patienten ausreichend mit Sauerstoff versorgt.

Zu Beginn des 20. Jahrhunderts gab es zwei unterschiedliche Ansätze, um einen Kollaps der Lungen bei eröffnetem Thorax zu umgehen. Bei dem von Sauerbruch ab 1904 propagierten „Druckdifferenzverfahren" wurde der Körper des Patienten vom Hals an abwärts in einer großen Unterdruckkammer positioniert, die auch das komplette Operationsteam nebst Gerätschaften beinhaltete. Lediglich der Anästhesist saß neben dem Kopf des Patienten außerhalb der Kammer. Durch die Druckdifferenz zwischen dem Atmosphärendruck außerhalb und dem Unterdruck der Kammer blieben die Lungen des Patienten auch bei offenem Thorax gut belüftet. Die hiermit konkurrierenden Überdruckverfahren übten hingegen einen supraatmosphärischen Druck direkt auf die Lungen aus, der die Lungen bei eröffnetem Thorax ausgedehnt hielt. Erzeugt wurde der Überdruck auf unterschiedlichste Weise. Ludolph Brauer (1865–1951) propagierte eine um den Kopf befindliche Überdruckkammer, überwiegend wurde der Überdruck allerdings direkt auf die Lungen appliziert. Dies konnte durch die von Franz Kuhn (1866–1929) entwickelte perorale Tubage (dem Vorläufer der heutigen endotrachealen Intubation) bewerkstelligt werden, oder mit dem von Samuel Meltzer (1851–1920) und John Auer (1875–1948) entwickelten Verfahren der „Insufflations-Endotrachealnarkose", bei dem durch einen dünnen Schlauch ein Luft-Sauerstoffgemisch in die Luftröhre geblasen wurde. Meistens allerdings wurde mit einer fest ansitzenden Gesichtsmaske gearbeitet, vor allem wenn der endotracheale Zugang nicht realisierbar war. Sowohl das Druckdifferenzverfahren als auch die Überdruckmethoden erfolgten in Spontanatmung, wobei der Patient allerdings bei beiden Verfahren gegen eine Druckdifferenz anatmen musste, was nur geringe Atemexkursionen der geblähten Lungen gestattete. Die geringen Atemexkursionen gestatteten ein nur geringes Atemminutenvolumen und führten dadurch regelmäßig zu Hyperkapnie und Hypoxie mit nicht selten zu Todesfällen unter der Operation (vgl. Niggebrügge 2011, S. 72).

Mit dem Verfahren Sauerbruchs wurden Operationen am offenen Thorax nun auch in der Routine möglich. Ganz so innovativ, wie es gelegentlich dargestellt wird, waren Sauerbruchs Operationsleistungen im Detail allerdings nicht. Die Behandlung des Panzerherzens („Kardiolyse“ bei schwielig schrumpfender Perikarditis) hatte 1903 bereits Ludolf Brauer (1865–1951) gewagt. Auf Brauer folgte 1912 Ludwig Rehn (1849–1930) mit einer vergleichbaren „Kardiolyse“. Anders als bei Brauer und Rehn überlebte ein Patient, der sich 1913 bei Sauerbruch in Zürich einer solchen Operation unterzog, allerdings so lange, dass von einer nachhaltigen Heilung der Krankheit gesprochen werden kann. Bemerkenswert ist auch die erste erfolgreiche Beseitigung eines Herzaneurysmas der rechten Kammer durch Sauerbruch (1931) (Borst et al. 1991, S. 1 ff.).

3.2 Umkipp-Plastik

Die geniale und später nach ihm benannte Umkipp-Plastik erfand der Chirurg wohl bereits während seiner Zürcher Zeit zur Behandlung von Kriegsversehrten, die er bei seiner Wochenendtätigkeit als beratender Chirurg an der Westfront, aber auch bei den in der Schweiz zur medizinischen Behandlung internierten deutschen Verwundeten praktizierte. Es handelt sich dabei um ein plastisches operatives Verfahren zur Schaffung eines tragfähigen Oberschenkelstumpfs bei Zerstörung des Oberschenkelknochens. Dabei wird der entfernte Oberschenkelknochen durch den nach oben umgekippten (also um 180 Grad gedrehten) Unterschenkelknochen ersetzt. Auf diese Weise wird die Opferung des an sich gesunden Unterschenkels vermieden, um mit ihm einen funktionsfähigen Oberschenkelstumpf zu erhalten. Das Verfahren kam und kommt bei irreversiblen Schusszerstörungen oder anderen Zertrümmerungen des Oberschenkels und bei den oft damit verbundenen chronischen Knocheneiterungen sowie nach ausgedehnten Tumorentfernungen zur Anwendung, wenn andere plastische Überbrückungsverfahren nicht mehr praktikabel sind. Erstmals wurde das Verfahren von Sauerbruch an einer 13jährigen Patientin durchgeführt, das an chronischer Osteomyelitis (Knochenmarksentzündung) litt (Dtsch Z. f. Chir. 169, 1922, S. 1).

3.3 Sauerbruch-Arm und -Hand

Ein wichtiges Detail des ersten technisch-industriellen Krieges ist der in diesem Zusammenhang selten thematisierte Aspekt der Mechanisierung des Soldaten selbst durch die serielle Herstellung orthopädischer Prothesen für Kriegsinvalide.

Hier wurden Form- und Funktionsähnlichkeiten mit den verlorenen Gliedmaßen angestrebt, die in den Bereich der Bionik, der Übertragen von Formen und Funktionen der Natur auf die Technik, fallen. Dabei zeigte sich schnell, dass Funktionsähnlichkeit durch reine Applikate nur bedingt erreicht werden konnte. Mit dem durch Sauerbruch entwickelten Kunstarm (*Sauerbrucharm*) (vgl. Karpa 2005) entstand schließlich eine Prothese, eine Armmaschine, bei der durch das Zusammenspiel von Kunstarm und Stumpfmuskulatur ein enger Zusammenhang von Muskel- und Applikatmechanik und damit eine direkte funktionelle Verbindung zwischen Körper und Prothese erreicht wurde. So wurde durch das Muskelfleisch des Armstumpfs ein von Haut ausgekleideter Kanal gelegt, durch den ein Bolzen eingeführt wurde. Auf diese Weise konnten Bewegung der Stumpfmuskulatur auf die Prothesenteile übertragen werden. Von Nachteil war allerdings, dass in diesem Kanal oft Entzündungen und Infektionen auftraten. Der Uhrmacher und Erfinder Jakob Hüfner (1875–1968) schuf noch während des Weltkriegs für Armamputierte einen speziellen Mechanismus, der Muskelbewegungen auf Daumen und Zeigefinger einer von ihm konstruierten Kunsthand übertrug. Auf diese Weise konnte dieses einfache Greifinstrument aktiv geöffnet und geschlossen werden. 1920 sicherte Hüfner seine Erfindung beim Reichspatentamt. Sauerbruch griff bei seinem Kunstarm auf die Hüfnersche Zweizughand zurück (Deutsches Medizinhistorisches Museum 2014). Durchgesetzt allerdings hat sich die Sauerbruch-Prothese wegen der erwähnten Probleme nicht Nachteilig beim Sauerbrucharm, dem modernen Prototypen der Armprothese, waren auch die hohen Kosten, die einer weiten Verbreitung im Wege standen. Anders als Sauerbruchs Arm sollte sich Hüfners Hand auch nach dem Zweiten Weltkrieg bewähren.

Dem gegenüber standen „natürliche Prothesen" wie die von Hermann Krukenberg (1863–1935) entwickelte Unterarmgreifhand, bei der nach Handamputation und Spaltung des Unterarms Elle und Speiche greifzangenanalog benutzt werden konnten. In Weiterentwicklung dieser Operationstechnik (*Krukenberg-Methode*) gelang schließlich die Konstruktion einer mechanischen Hand, die an der Elle befestigt war und über eine Zahnkettenverbindung mit der Speiche bewegt werden konnte. Der Orthopädie-Mechaniker Heinrich Fischer entwickelte mit dieser mechanischen Kunsthand (*Fischer-Hand*) eine Prothese, die zahllosen Kriegsversehrten ein eigenständiges Leben und eine neue Berufstätigkeit ermöglichen sollte. Prototypen des modernen Prothesenbaus wurden in den orthopädischen Werkstätten des Berliner Oskar-Helene-Heims von dem leitenden Orthopädiemechaniker Reinhard Ziebig und dem genannten Orthopädiemechaniker Fischer entwickelt.

Von Zürich aus an die Westfront

4

Während des Ersten Weltkriegs, an dem Sauerbruch bis 1915 als Beratender Chirurg des 15. deutschen Armeekorps kriegsfreiwillig und beurlaubt von seinen Zürcher Dienstverpflichtungen in Straßburger Lazaretten teilnahm, entwickelten sich allerdings auch bereits Persönlichkeitszüge, die zur Versachlichung seiner durch die späteren Lebenserinnerungen „Das war mein Leben" und den gleichnamigen Spielfilm verklärten Biographie drängen. So erregten in Zürich nicht nur der extrem autoritäre Führungsstil des Chirurgen und sein eruptives, vollkommen unkalkulierbares Auftreten bei medizinischen Examina Aufsehen und Widerwillen. Hinzu kamen hartnäckige Gerüchte über unmäßige Honorarforderungen, die sich zwar bereits 1912/1913 als haltlos herausgestellt hatten, aber gleichwohl den Argwohn der Eidgenossen weckten und sich bis in die frühen 1930er Jahre hielten (vgl. Mörgeli, in: Schweiz. Rundschau Med. (PRAXIS) 82 (1993) Nr. 15, S. 451 ff.). Der Umstand gar, daß Sauerbruch in der neutralen Schweiz seinen amtsältesten Assistenten, Dr. Heinrich Freysz (1884–1963), wegen dessen frankophiler Gesinnung Anfang 1915 kurzerhand entließ und durch die Ausfuhr chirurgischer Instrumente nach Deutschland bereits Ende 1914 die äußere Neutralitätspolitik des nach Innen durch den Weltkrieg gespaltenen Alpenstaates in Misskredit gebracht hatte, provozierte einen Skandal, der das Kantonsparlament und die internationale Presse über einige Monate mit Konfliktstoff belieferte (vgl. Mörgeli, in: Schweizerische Rundschau für Medizin (PRAXIS) 77 (1988), S. 23 ff.).

W. U. Eckart, *Ferdinand Sauerbruch – Meisterchirurg im politischen Sturm*, essentials,
DOI 10.1007/978-3-658-12547-9_4

5 Ein Arzt mit Weltanschauung

Außerhalb seines chirurgischen Betätigungsfeldes hat sich Sauerbruch gern mit Medizingeschichte beschäftigt und in Reden und Aufsätzen ärztliche Traditionspflege betrieben. In bisweilen schlichter Verehrung nahm er sich großer Ärzte in Vergangenheit und Gegenwart an, wohl um „dem ärztlichen Nachwuchs Vor- und Leitbilder zu vermitteln" (Genschorek 1981, S. 101). Ernst von Bergmann (1836–1907) und besonders Theodor Billroth (1829–1894) galt seine Bewunderung ebenso wie Carl Gustav Carus (1789–1869) und Robert Koch (1843–1910). Nicht nur Sauerbruchs Zeitgeist entsprachen wohl auch seine berufs- und standesphilosophischen Versuche. Gerade für den Arzt sei „eine Weltanschauung nötig", gerade er brauche „philosophische Schulung", denn ein „großes Ideal" bestimme das „Wesen" ärztlicher „Kunst". Stolz und Einbildung seien ihm fremd. Wie kein anderer müsse der Arzt „die Wahrheit am Leben selbst messen", dazu aber gehöre „eine innere Freiheit, die nur aus dem Boden einer synthetischen Kultur herauswachsen" könne: „Arzt sein", so einer der bis heute populären Aphorismen, „ist Dienst am Menschen" (Die Naturwissenschaften 14 (1926), S. 1088 ff.). Standesphilosophische Bonmots solcher Art verfehlen bis heute ihr Publikum nicht, und es kam, wie es kommen musste: Höchstes fachliches Können und autoritärer Habitus paarten sich mit griffiger Standesphilosophie und trafen die Bedürfnisse einer Nachweltkriegszeit, die es nach Leitbildern, charismatischen Führerpersönlichkeiten und Leitideologien dürstete wie kaum eine andere zuvor. In der medizinischen Wissenschaft durch Preise geehrt war Sauerbruch selbst als Repräsentant „wahren Arzttums" bald eine bedeutende Persönlichkeit des öffentlichen Lebens, ja, geradezu idealtypisches ärztliches Idol geworden. Der Chirurg, der als einer der ersten Ärzte den Griff zum Herzen gewagt hatte, hatte sich in die Herzen seines Publikums eingegraben, war zum mythischen Inbegriff des Ärztlichen schlechthin geworden, zu einem Halbgott in Weiß. Mit solchem Nimbus ausgestattet ließen sich Berührungen mit der politischen Hautevolee kaum mehr vermeiden (Abb. 5.1 und 5.2).

W. U. Eckart, *Ferdinand Sauerbruch – Meisterchirurg im politischen Sturm,* essentials,
DOI 10.1007/978-3-658-12547-9_5

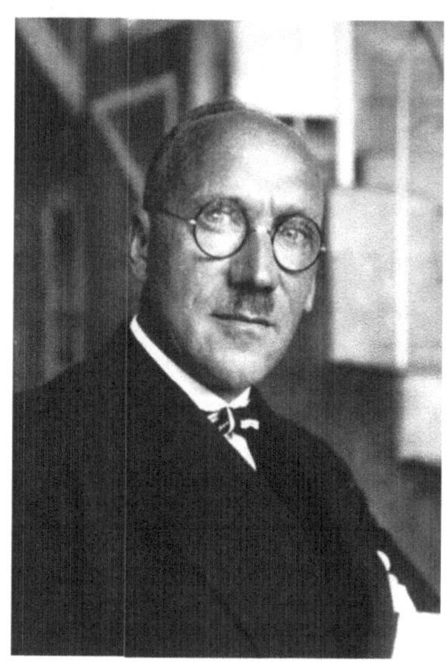

Abb. 5.1 Ferdinand Sauerbruch. Portrait 1928. (Copyright Ullstein Bild Nr. 6901541349)

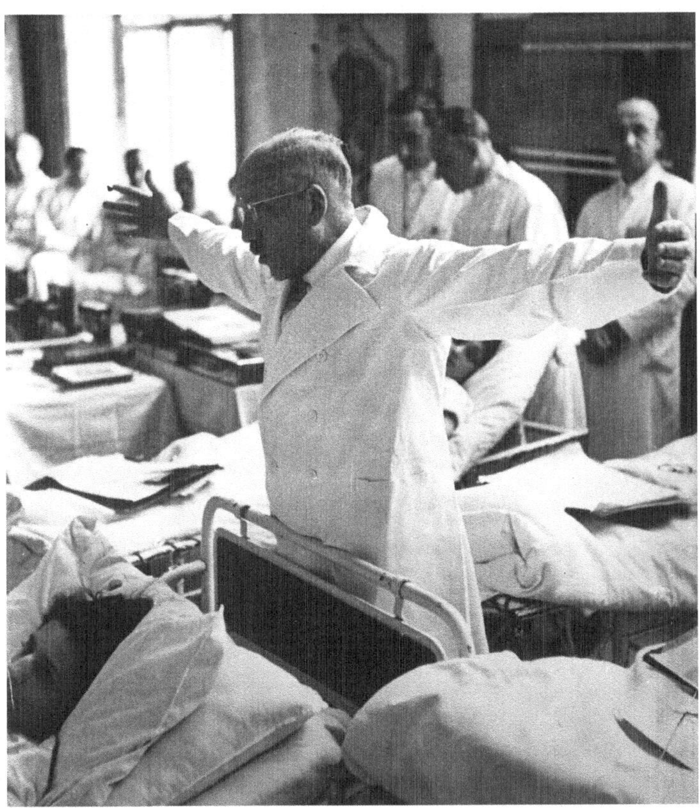

Abb. 5.2 Ferdinand Sauerbruch. Berlin 1944; am Krankenbett. (Vermutlich Hörsaal Vorbereitungsraum; Photographie von Charlotte Rohrbach. Copyright Ullstein Bild Nr. 00028739)

6 Ein unpolitischer Chirurg?

Sauerbruch hat sich selbst gern als ‚unpolitischen' Arzt bezeichnet und in der Autobiographie später immer wieder seine Gegnerschaft zum Nationalsozialismus betont (vgl. Abb. 5.1 und 5.2). Wohl deshalb wurde der sicher prominenteste deutsche Chirurg der ersten Jahrhunderthälfte in West und Ost nicht nur wegen seiner fachlichen Verdienste, sondern auch als NS-Gegner und gar als Widerstandskämpfer gefeiert. Sauerbruchs chirurgische Leistungen sind unumstritten; auch ist belegt, dass er aus ärztlichem Selbstverständnis heraus gefährdeten Menschen gleich welcher politischer Couleur beigestanden hat, so etwa Ernst Toller (1893–1939) nach dem Scheitern der Räterepublik. Aber Sauerbruch hat hier, wie in anderen Fällen tatsächlich eher seinem Berufsethos als seiner politischen Einstellung folgend gehandelt. So wie er Ernst Toller half, mühte er sich auch um den Eisner-Attentäter Anton Graf von Arco auf Valley (1897–1945)[1], den ihm der Korpsstudent Alfons Hauer (Burschenschaft „Danubia") schwerverwundet in die Klinik gebracht hatte (Pabst 1993, S. 18),[2] oder einer Reihe jüdischer Mitbürger nach 1933, allen voran seinem Schüler Rudolf Nissen (1896–1981) (Nissen 1969), über den er schützend seine Hände hielt, zu dem er auch nach dessen Emigration in die Schweiz den Kontakt nicht abbrach.

[1] Anton Graf von Arco auf Valley, meist kurz ‚Arco-Valley' genannt, war ein Neffe des Bankiers Simon Alfred von Oppenheim (1864–1932). Der Onkel billigte die Tat zwar nicht, sah im Attentäter aber dennoch einen „Heldensohn". Arco-Valley kam mit einem milden Strafmaß davon: Bei der Festungshaft in Landsberg lernte er den Mitgefangenen Adolf Hitler kennen. Dessen Anwerbungsversuche aber lehnte Arco-Valley ab. Während der NS-Zeit kam er ins KZ Dachau, wo ihn die Amerikaner 1945 befreiten.

[2] Vgl. Pabst, Martin, Burschenschaftliche Geschichtsschreibung am Beispiel der Veröffentlichung: „Couleur und Braunhemd", München 1993, 18. Arco stand der rechtsradikalen Thule-Gesellschaft nahe, die auch an der Gründung der NSDAP beteiligt war. Zum Dank für diese Mordtat sollte Arco später zum Lufthansadirektor ernannt werden!

W. U. Eckart, *Ferdinand Sauerbruch – Meisterchirurg im politischen Sturm,* essentials,
DOI 10.1007/978-3-658-12547-9_6

Sauerbruch „politisierte", so der Zürcher Medizinhistoriker Mörgeli, in der Öffentlichkeit seit dem Beginn des Ersten Weltkriegs und seine politische Grundhaltung, die er mit vielen seiner deutschen Zeitgenossen in bürgerlich-akademischen Kreisen teilte, war zweifellos deutsch-national. Auch dass er den Krieg in der *Neuen Zürcher Zeitung* als „eine Notwendigkeit", als „ein Ereignis" wie „große Naturgewalten", bezeichnete, an dessen großem Geschehen „menschliche Überlegungen und menschliche Veröffentlichungen" nichts würden verändern können (vgl. Lang 1968, S. 115 f.), entsprach in seiner ganzen Irrationalität und antidemokratischen Gesinnung dem Denken und Schreiben der Zeit. Das Kriegsende mit seinen revolutionären Wirren erlebte Sauerbruch bereits in München. Der Ausrufung der Republik am 8. November 1918 und der Bayerischen Freistaatsregierung unter Kurt Eisner (1867–1919) stand Sauerbruch äußerst reserviert bis hasserfüllt gegenüber. In seinen „Erinnerungen" bemerkt der Chirurg hierzu: „Mir hat es weh getan, wie wohl jedem national gesinnten Mann, als im November 1918 und in den folgenden Wochen alles zusammenstürzte, von dem man früher geglaubt hätte, es werde noch Jahrhunderte erleben." (Sauerbruch 1956, S. 242) Seine antirevolutionäre deutschnationale Gesinnung bekundete Sauerbruch etwa in einem Redebeitrag auf einer politischen Versammlung der Münchener Medizinerschaft Ende Januar 1919, der ihm den „begeisterten Beifall der Studenten brachte" (vgl. Hoeflmayer 1919, S. 158 f., 159). Sauerbruchs Redetext ist nicht überliefert, aber die Stimmung der Versammlung, die der Chirurg offensichtlich traf, war getragen vom „Gelöbnis, in innigem Zusammenarbeiten mit den akademischen Lehrern durch unentwegte deutsche Arbeit und deutsche Einigkeit dem deutschen Vaterlande wieder nach allen Demütigungen und Anfeindungen der ganzen Welt den Platz zu erringen, den es verdient" (vgl. Hoeflmayer 1919, S. 158 f., 159). Im Nachruf auf seinen Oberarzt Eduard Stierlin (1878–1919), einen Schweizer, der ihm während der Zürcher Turbulenzen die Treue gehalten und 1918 nach München gefolgt war, nahm Sauerbruch am 8. November 1919 im Hörsaal der Chirurgischen Klinik auch zu den politischen Ereignissen der zurückliegenden Monate Stellung: „Und trotz allem Scheusslichen und Niederdrückenden, was er in der Revolution in unserem Vaterlande sah, hat er den Glauben an Deutschlands Wiederentwicklung nicht verloren und sich gefreut, dass er die ersten Spuren davon noch miterleben konnte" (Sauerbruch 1919, S. 145). Sauerbruch selbst war von den Münchener Revolutionsereignissen unmittelbar berührt worden. Als am 21. Februar 1919 der im November 1919 vom Münchener Arbeiter- und Soldatenrat gewählt Bayerische Ministerpräsident Kurt Eisner erschossen wurde, hatte man dessen Mörder, Anton Graf von Arco auf Valley, in seine Klinik gebracht. Sauerbruch, der noch im Rückblick die „Tapferkeit" (Sauerbruch 1956, S. 246) des Attentäters bewundert hatte, aber vom Tode des Mörders überzeugt war, zeigte sich nun „erstaunt, betroffen und – ehrlich gesagt – beglückt" (Sauerbruch 1956, S. 246) über diese Wendung und übernahm sofort die rettende Notoperation. Mit dieser Haltung stand der Chirurg im Februar 1918 durchaus nicht allein. So kommentierte etwa Cosima Wagner (1837–1930) den gewaltsamen Tod Eisners: „In meinen Augen ist Graf Arco ein Märtyrer." Der Schriftsteller Ludwig Thoma (1867–1921) freute sich: „In München haben wir mit der Hinrichtung des Eisner den Nachweis geliefert, dass es uns nicht an Temperament fehlt." (DER SPIEGEL 28/2001 (09.07.2001)) Als der Attentäter, inzwischen zum Tode verurteilt, aus seiner Klinik abgeholt werden sollte, leistete Sauerbruch Widerstand und wurde schließlich selbst festgesetzt, zum Tode verurteilt, konnte aber der Erschießung glücklich entgehen. (Sauerbruch 1956, S. 246 ff.) Ein zweites Mal wurde Sauerbruch in die revolutionären Ereignisse unmittelbar involviert, als nach der Kapitulation (4. Mai 1919) der im April ausgerufenen Räterepublik Ernst Toller gesucht wurde. Auf den Kopf des Vorsitzenden der bayerischen USPD und Zentralratsvorsitzenden der Münchner Räterepublik waren immerhin 10.000 Mark Prämie ausgesetzt. Die Schauspielerin Tilla Durieux (1880–1971), die Toller zur Flucht verholfen hatte, lag während der Umsturztage in der Klinik Sauerbruchs und bat den Chirurgen, einen Koffer mit der Uniform Tollers zu verstecken. Sauerbruch war behilflich und soll sich auch im Prozess gegen Toller, der schließlich doch verhaftet worden war, „außerordentlich anständig" benommen haben. (Durieux 1966, S. 223) Eine politische Parteinahme für den Revolutionär war dies freilich nicht, wohl eher eine Liebenswürdigkeit gegenüber der Schauspielerin.

Mit Hindenburg war Sauerbruch weitaus weniger in Kontakt als die „notorisch unzuverlässigen" (Pyta 2007, S. 836) und weitgehend phantasierten pseudoautobiographischen Erinnerungen „Das war mein Leben" suggerieren. Hindenburg war 1934 erstmals in seinem Leben ernsthaft erkrankt und litt an schmerzhaften „Blasenproblemen", wie sein Hausarzt meint, die schließlich in einen urämischen Zustand mündeten und alsbald zum Tode führten. Ex post Mutmaßungen über die Grundkrankheit des greisen Politikers anzustellen, verbietet sich. Jedenfalls wurde Sauerbruch als Charité-Kapazität konsultiert, der aber auch nur mehr den Einsatz einer begleitenden Pflegekraft anordnen konnte. Als Hindenburg nach Neudeck umzog, ließ Sauerbruch den Reichspräsidenten durch einen seiner Assistenten betreuen und der vielbeschäftigte Chirurg erschien nur noch gelegentlich. Dass Hindenburg den ihm ansonsten persönlich überhaupt nicht vertrauten Sauerbruch zum Intimus seiner politischen Gedanken oder gar seines politischen Vermächtnisses gemacht haben könnte, wie der pseudobiographische Sauerbruch-Film unterstellt, ist vollkommen absurd. Angeblich soll der Chirurg Zeuge eines Traumgesprächs geworden sein, in dem Hindenburg bedauerte, den Kaiser „nach Doorn gejagt" zu haben. Abgesehen davon, dass sich Wilhelms II. fluchthafte Emigration in die Niederlande anders zugetragen hatte, sind auch solche Traumgebilde ebenso Phantasieprodukte der Sauerbruch-Pseudobiographik wie Hindenburgs angebliches Gespräch darüber mit dem Chirurgen am folgenden Morgen: „Ich denke immer daran, und was aus Deutschland wird. Jetzt ist die Armee noch auf mich vereidigt. Aber wenn ich gehen muß, dann wird er [Hitler] sie auf sich vereidigen. Und wohin wird er sie führen" – Hindenburg stöhnt – „daß ich sie jetzt gerade allein lassen muß" (nach Benzenhöfer 1993, S. 72). – Hier handelt es sich zweifellos um typische Nachkriegsprojektionen, die den charismatischen Feldherrn des Ersten Weltkriegs dem vorgeblich „größten Feldherrn aller Zeiten" [„GröFaZ"] und politischen Verbrecher Hitler gegenüberstellen. Die im Hintergrund schwebende These, ‚wäre Hindenburg nicht so früh gegangen', hätte sich das Schicksal Deutschlands anders gestalten können, war noch in den frühen 1950er Jahren gassenpopulär.

Sauerbruch und die NS-Bewegung 7

Mit Adolf Hitler (1889–1945) war Sauerbruch, seiner eigenen Erinnerung folgend, wohl bereits 1920,[1] spätestens seit Ende 1922 persönlich bekannt. Während des Novemberputschs 1923 mit ihm in fast täglichem Verkehr, (vgl. Kudlien, S. 206) stand Sauerbruch der frühen NS-Bewegung und vielen ihrer zwielichtigen Gestalten keineswegs fern, wenngleich er ihre Radikalität und besonders ihren Antisemitismus ablehnte, Hitler für einen „typischen Halbgebildeten“, für einen „Psychopathen“ – allerdings mit „großen Eigenschaften“ – hielt, den er zwar „politisch immer bekämpft“ habe, als faszinierende Person aber gleichwohl „liebe“ (Kudlien, S. 206). Den Novemberputsch 1923 empfand der Chirurg allerdings vor allem als „Störung“, wollte Hitler zur Mäßigung der Massen auffordern, wozu es wegen der Verhaftung Hitlers allerdings nicht mehr kam. Bei einer im Grunde hitlerfreundlichen aber zur Mäßigung aufrufenden Kundgebung der Studenten vom 12. November 1923 hatte Sauerbruch nicht nur zu ertragen, dass er zusammen mit anderen Rednern von radikalen Hitlerparteigängern niedergepöbelt, sondern wenig später auch von Kolbenhieben der Reichswehr traktiert wurde, die auf provozierende Zurufe der Studenten („Judenknechte“) reagierte (Kudlien, S. 206).

Bald nach der Machtübernahme der Nationalsozialisten brachte Sauerbruch die für sein weltanschauliches Koordinatensystem so bestimmende, deutschnationale Gesinnung in die ideologische Nähe des Nationalsozialismus und häufig auch in offene Übereinstimmung mit ihm (Kudlien, S. 207), wenngleich die Rekonstruktion privater Einschätzungen der neuen Situation auch auf Ambivalenzen weist. Der Grundton gegenüber der NS-Bewegung war nahezu immer bejahend. Daran

[1] In einem Interview mit dem Agence-France-Presse Journalisten Pierre Frederix erinnerte sich Sauerbruch daran, durch den völkischen Schriftsteller Dietrich Eckart 1920 mit Hitler bekannt gemacht worden zu sein, der ihn um antisemitische Propaganda bei seinen Studenten gebeten habe. Vgl. AFP-Meldung für Europa vom 16.7.1945, hier zitiert nach Kudlien; Andree, Sauerbruch, 204.

W. U. Eckart, *Ferdinand Sauerbruch – Meisterchirurg im politischen Sturm,* essentials,
DOI 10.1007/978-3-658-12547-9_7

änderte auch die Mitgliedschaft in der Berliner Mittwochsgesellschaft nichts, die ja überdies keineswegs ein gegen das Regime gerichteter „Verschwörerclub" oder gar eine permanente „Widerstandszelle" war, worauf unter anderem Kudlien und Andree 1980 bereits hingewiesen haben (Kudlien, S. 209; vgl. Bentin et al. 1972, S. 54; vgl. zur Geschichte der Mittwochsgesellschaft prinzipiell Scholder 1982). Schon am 8. Februar 1933 sprach Sauerbruch im Auditorium Maximum der Münchener Universität über das Thema „Universität und Volk" und unterstrich in seiner Rede die Idee der „Einigkeit" im deutschen Volk. Es sei, so zitierte der Schriftleiter der Münchener Medizinischen Wochenschrift Hans Spatz (1854–1964) Sauerbruch, angesichts der „völkisch-ständisch-kulturellen Krise unserer Zeit" besonders Sache der begeisterungsfähigen Jugend, „in Krisen der Alten bahnbrechend das notwendige Neue zu vollbringen". (Münchener Med. Wschr. 80 (1933), S. 285) Damit traf der Chirurg den Ton der Nationalsozialisten aufs Haar. In der Sache, das heißt in ihren „wesentlichen weltanschauliche[n] Gedanken", brachte sich Sauerbruch spätestens im September 1933 mit den Machthabern in Einklang. In einem „Offenen Brief an die Ärzteschaft der Welt" (3. September 1933) (Ärztekammer Berlin 1989, S. 231 ff.) huldigte der Chirurg der vorbildhaften nationalen Wiedergeburt Deutschlands; um „wesentliche weltanschauliche Gedanken, die im Faschismus und im Nationalsozialismus zum Ausdruck" kämen, würden nun wohl „alle Völker ringen müssen". (Sauerbruch 1956, S. 233) Im November des gleichen Jahres beteiligt er sich – mit etwa 900 anderen Hochschullehrern, Lehrbeauftragten, Dozenten bis hin zu einzelnen Studierenden – im Vorfeld des manipulierten Referendums über den Völkerbundaustritt und die Einheitswahlliste („Ein Volk, ein Führer, ein >Ja<") für den Reichstag am „Bekenntnis" der deutschen Professoren „zu Adolf Hitler und dem nationalsozialistischen Staat" (zitiert nach: Ärztekammer Berlin (Hg.), Wert, S. 181)[2] und suchte so, mit seinem Namen dem NS-Regime besonders im Ausland zur Hoffähigkeit zu verhelfen. Verlesen wurde das Bekenntnis am 11. November 1933 zur „Feier" der „nationalsozialistischen Revolution" des Jahres auf einer Festveranstaltung in der Leipziger Alberthalle. Organisiert hatte die Leipziger Kundgebung die Landesgruppe Sachsen des Nationalsozialistischen Lehrerbundes (NSLB). Die Veranstaltung fand am Vortag der „Volksabstimmung" über den bereits am 14. Oktober vollzogenen Völkerbundaustritt statt, eine Farce, denn es gab hier nichts mehr zu entscheiden. Gekoppelt war die Abstimmung mit der Reichstagswahl vom November 1933, auch sie eine Scheinwahl, denn es waren bis auf einige als „Gäste" der NSDAP-Liste ausnahmslos NSDAP-Kandidaten auf-

[2] Bekenntnis der Professoren an den deutschen Universitäten und Hochschulen zu Adolf Hitler und dem nationalsozialistischen Staat, überreicht vom Nationalsozialistischen Lehrerbund Deutschland/Sachsen, Dresden 1934; hier zitiert nach: Ärztekammer Berlin (Hg.), Wert, 181.

gestellt worden. Seit der vorausgegangenen Reichstagswahl vom März 1933 hatte man alle politischen Gegner des Regimes systematisch ausgeschaltet. Der letzte gewählte Reichstag war am 17. Mai 1933 zu seiner letzten Sitzung zusammengetreten. Politische Parteien gab es nicht mehr. Die Kommunistische Partei Deutschlands war bereits zerschlagen. Im Juni folgte das Verbot der Sozialdemokratischen Partei. Alle anderen Parteien, unter ihnen auch das katholischen Zentrum, hatten sich teils unter massivem Druck aufgelöst. Mit dem Gesetz gegen die Neubildung von Parteien vom Juli 1933 schließlich, blieb allein die NSDAP als scheinlegale politische Organisation übrig. Auf der Leipziger Kundgebung der deutschen Hochschullehrer wurde in allen Reden der Wille Deutschlands zum Erhalt des Friedens hervorgehoben, ein Trugschluss, wie sich schon in wenigen Jahren zeigen sollte. Aber auch internationale Freiheit, Gleichberechtigung und Ehre seinen anzustrebende Werte, die man unter den diskriminierenden Bestimmungen des Völkerbundes nicht habe erreichen können. Der außenpolitischen Freiheit stand – sicher für alle Unterzeichner erkennbar – eine wachsende Unfreiheit im Inneren gegenüber. Das im April 1933 beschlossene Gesetz zur Wiederherstellung des Berufsbeamtentums hatte bereits die Lehrfreiheit durch den Ausschluss politisch verfolgter Kollegen und ‚rassisch' diskriminierter jüdischer Hochschullehrer massiv beschnitten. Hinzu kamen die Einführung des Führerprinzips an den Hochschulen des Reichs von Ostpreußen bis in den Südwesten und die gewalttätige Durchdringung der Universitäten durch die NSDAP und ihre Untergliederungen. All dies war Sauerbruch sicher bewusst, als er das Pamphlet des NSLB Sachsens mit Hunderten seiner Kollegen im November 1933 unterschrieb.

Sauerbruch aber unterzeichnete nicht nur, was als kritikloses Mitschwimmen im Strom der Überzeugten, Verführten und widerstandslosen gedeutet werden könnte, er redete auch anlässlich des Ereignisses im Reichsrundfunk und unterstrich somit seine besondere Verpflichtung gegenüber dem NS-Regime. Sauerbruchs Radioansprache zur „Kundgebung der deutschen Wissenschaft" in Leipzig wurde am 12. November 1933 über den Reichsrundfunk ausgestrahlt und war Teil der nationalsozialistischen Referendumskampagne im neuen Massenmedium Rundfunk. „Getragen von der Weihe" eines großen „nationalen Erlebens, das […] alle mitgerissen" habe, wies Sauerbruch auf die Rolle des Einzelnen als „Glied in der ehernen Kette", die nun das „Volk an seine Führung" binde. Für ihren Weg benötige die Regierung keine Abstimmung mehr. „Ein gewaltiges Bekenntnis der ganzen Nation", so die zentrale Passage aus dem Kotau des damals bereits charismatischen Chirurgen vor den scheinlegitimierten Machthabern, „zum Willen unseres Führers und seiner großen Aufgaben muß der Welt zeigen, daß Deutschland erwacht ist […]". Es bestehe kein Zweifel daran, dass das ganze deutsche Volk hinter der Regierung stehe. Die bevorstehende Abstimmung sei auch außenpolitisch bedeutsam, dann das „Ausland will nicht glauben, weil es aus Angst nicht glauben will"; aber auch jenseits der Grenzen beginne bereits das Verständnis für den deutschen Lebenswillen zu wachsen.

Bereits zwei Wochen zuvor, am 28. Oktober 1933, hatte sich der Chirurg über den Äther mit Blick auf das Referendum vom 12. November an sein Volk gewandt. Unterstrichen wurden in dieser Radioansprache die Gelegenheit zum freien politischen Bekenntnis, die herausragenden Leistungen der Hitlerregierung in den vergangenen neun Monaten, das Recht auf freie Selbstbestimmung und auf Wahrung der Ehre des deutschen Volkes. Hier Sauerbruchs Rundfunkansprachen vom 28. Oktober 1933 und vom 12. November 1933 im Wortlaut:

Sauerbruch-Rundfunkansprache vom 28. Oktober 1933[3]

„Am 12. November gibt die deutsche Regierung jedem deutschen Staatsbürger Gelegenheit zur freiem politischen Bekenntnis. 9 Monate voll Kampf und Begeisterung, voll Hingabe und unermüdlicher Arbeit, aber auch voll Widerstand und Zweifel haben Deutschland aufgepeitscht und wachgerüttelt aus 15-jähriger Erschlaffung. Heute gibt es keinen Deutschen, der sich nicht ernst und verantwortungsbewusst fragen muss, wie stehe ich zu meinem Staat – was hat er für uns getan und was muss ich für ihn leisten. Seit dem Weltkrieg und seiner großartigen Kundgebung völkischer Einheit, drängen sich heute diese Fragen mit ihren Forderungen zum ersten Male wieder auf. Und zwar genau wie damals nicht aus politischem Interesse, sondern aus dem unmittelbaren innerlichen Zwange eigenen nationalen Erlebens heraus. Die Zerschmetterungen unseres Vaterlandes nach jahrelangen mannhaften Kämpfen, die Beschämung über einen schmachvollen Frieden, Zerrissenheit und Parteigezänk hatten 15 Jahre die Wiederbelebung und Würde eines verantwortungsvollen Volksbewusstseins unterdrückt. Uneins über Wert und Bedeutung unserer völkischen Eigenart, entrechtet und entmannt, aber auch ohne Willen zu befreiender Tat. Und wenn das Deutschlandlied erklang, so mischte sich in die glühende Sehnsucht, dass dieses geliebt Vaterland wieder zu Schutz und Trutze brüderlich zusammen hatte, die Bitternis über unsere Unfreiheit. Wir alle, die wir unter diesem Drucke gelitten haben, hofften und arbeiteten für die Zeit der Selbstbesinnung und für die große Idee einer

[3] Deutsches Rundfunkarchiv Frankfurt/Main: 2590251, Sauerbruch, 28.10.1933.

nationalen Erhebung. Meine verehrten Zuhörer, an diese 15 Jahre, der Erniedrigung und Zerrissenheit, müssen wir gerade in diesen Tagen denken. Denn nur so können wir klar Stellung zu unserer Führung gewinnen und ihre Leistung und Bedeutung in den letzten 9 Monaten richtig bewerten. In der Erinnerung an den entwürdigenden Abschnitt deutscher Geschichte zwischen 1918 und 33 werden auch diejenigen, die trotz aller opferbereiten Liebe zum Vaterland in Zweifel und Kritik bisher abseits standen, aus vollem Herzen heute hinter der Regierung stehen. In der Tat riss das erlösende Wort, dass am 14. Oktober zum Verlassen der Abrüstungskonferenz führte, letzte Hemmung und letzten Widerstand nieder. Die ersehnte Schicksalsstunde war gekommen, in der wir vom Ausland nicht mehr Verständigung um jeden Preis annahmen, sondern die Ehre des Volkes selbstbewusst zu wahren verstanden. Dankbar und stolz konnten wir wieder das sein, was man uns so lange glauben machen wollte, nicht mehr sein zu dürfen: Männer die ja sagen zu allem Großen und Starken, aber auch ein machtvolles Nein, wenn es gilt unwürdiges abzuwehren. Mit einem Schlage erkannten auch die bisher Widerstrebenden das Recht der Regierung zu eiserner Unerbittlichkeit in der Zusammenfassung aller nationaler Energien und verstanden endlich den Sinn unserer Revolution, die nicht Kampf und Machtergreifung anstrebte, sondern Erneuerung deutscher Wesensart. Die Zukunft liegt schwer und ernst vor uns. In der kommenden Zeit werden die sozialen Pflichten uns unerhörte Opfer auferlegen und unerbittlich dem Einzelnen Forderungen stellen. Aber dennoch wird unsere nationale Erhebung siegen, wenn alle guten Willens sind, wenn der zermürbende Kampfe im eigenen Volke aufhört und wenn wir alle dem Entschluss zu gemeinsamer Arbeit beitreten. Die deutsche Regierung braucht für ihre Bestätigung und ihren Weg dieses Mal gewiss keine Abstimmung, aber ein gewaltiges Bekenntnis des Volkes zum Willen des Führers und seiner großen Aufgabe wird der Welt zeigen, dass Deutschland erwacht ist und sein Recht freier Selbstbestimmung zurückfordert zu wirklichem Frieden, zu Arbeit und Aufbau. Das ist der Sinn des Volksentscheids, das ist der Sinn der Reichtagswahl vom 12. November."

Sauerbruch-Runfunkansprache vom 12. November 1933[4]

„Kameraden, Kollegen, deutsche Volksgenossen! Ich stehe hier vor Ihnen mit dem etwas beklemmenden Gefühl ohne Programm zu sprechen. Ich habe mich tragen lassen von dem heutigen Tage und von der Weihe dieser Stunde, die ich mit Ihnen erleben durfte. Die Weihe einer Stunde, die nur ein Teil des großen Geschehens und Erlebens ist, was uns fasst und was uns trägt und was uns morgen entscheidend führen wird. Sie alle wissen, dass morgen eine Abstimmung an sich nicht nötig wäre, denn kaum wird einer zweifeln, dass hinter dem Willen der Regierung, dieses mal geschlossen und eisenstark das ganze Volk steht. Aber auf der anderen Seite ist es so, dass wir mehr denn je diese Abstimmung brauchen um des Auslands Willen. Denn dieses Ausland glaubt immer noch nicht und dieses Ausland will nicht glauben, weil es aus Angst nicht glauben will. Und diese Angst ist vielleicht nicht so sehr die Angst vor Krieg, sondern ist die Angst vor einem Geschehen, was mit elementarer überweltlicher Macht das deutsche Volk erfasst hat, es aufrüttelt, es aufpeitscht und alle sein Werte, die verschwunden und versenkt waren, aufs neue belebt und anpackt. Aber verehrte Genossen, die wir hier sind, wer so viel Fühlung hat mit dem Volk und auch mit dem fremden Volk, wie der Arzt, der weiß, dass darüber hinaus etwas anfängt aufzukeimen – ein Verständnis für uns und es ist ganz gewiss so wie der Kollege Binder eben gesagt hat, dass auch im Ausland die Schicht breiter und größer wird, die uns versteht und Verständnis vor allen Dingen hat vor unseren Lebensnotwendigkeiten und vor allen Dingen vor unserem Lebenswillen. Wir alle, die wir eben dem reinen, ich möchte fast sagen, dem kindlich reinen Geständnis unseres verehrten Kollegen Hirsch aus Göttingen mit bebendem Herzen zugehorcht haben – wir alle möchten wünschen, dass das Ausland gehört, erlebt, empfunden und verstanden hätte.“

Man darf bei solchen Reden, die heute *ex post* unmittelbar verwerflich anbiedernd klingen, allerdings nicht die Situation der Zeit und den gezielt angestrebten patriotischen Populismus Sauerbruchs außer Acht lassen. So muss hier konzidiert werden, dass die Novemberwahlen trotz erkennbarer und auch gewalttätiger Gleichschaltung, Ausgrenzung und Diffamierung Andersdenkender durch das Regime in den Monaten zuvor von breiten Kreisen der Öffentlichkeit als nationaler Schulter-

[4] Deutsches Rundfunkarchiv Frankfurt/Main: 2632038/2, Sauerbruch, 12.11.2007.

schluss und zweifelsfrei auch als endgültige Revision des Versailler „Diktats“ aus eigener Kraft gedeutet wurden. Die Wahlen selbst liefen, so scheint es, ohne größere Störungen ab. Mit 95,2 % lag die Beteiligung sehr hoch, und dass von den Wählern 95,1 % für den Austritt aus dem Völkerbund stimmten, ist nicht sonderlich überraschen. Nur geringfügig niedriger lag mit 92,1 % die Zustimmung zur Einheitsliste. Geschickt hatte die NSDAP mit pazifistischen und patriotischen Parolen gespielt: „Mit Hitler gegen den Rüstungswahnsinn“ sollte es gehen, und auf den Plakaten der Litfaßsäulen las man über und unter dem Konterfei von Hindenburg und Hitler im Schulterschluss, „Der Marschall und der Gefreite kämpfen mit uns für Frieden und Gleichberechtigung“. Wer wollte sich der Suggestivkraft solcher Lügen verschließen? Sauerbruch sicher nicht, denn er ließ sich ganz offensichtlich gern vom System für diese Sache instrumentalisieren. Und die NSDAP wusste, welchen Werbeträger sie mit dieser charismatischen Persönlichkeit mit Charm-Zugriff auf alle Kreise der Bevölkerung gewonnen hatte.

Scheindemokratisch verbrämte Nationalismen und Vasallenbekenntnisse aus solch berufenem Munde wurden von Hitler gern belohnt. Zusammen mit August Bier (1861–1949), (Hubenstorf und Bier 2001, S. 45 ff.) dem Chirurgen mit einem Faibel für die Homöopathie (Anästhesiologie, Intensivmed. Notfallmed. Schmerzther. 35 (1999), S. 463 ff.), erhielt Sauerbruch auf dem Nürnberger Parteitag im September 1937 den ersten „Deutschen Nationalpreis für Kunst und Wissenschaft“, den Hitler zornig quasi als deutschen Gegen-Nobelpreis gestiftet hatte, weil dem als Pazifist im KZ einsitzenden Publizisten Carl von Ossietzky (1889–1938) ein Jahr zuvor der Friedensnobelpreis zugesprochen worden war. Sauerbruch war über diese Ehrung zutiefst bewegt: „Die Auszeichnung durch den Führer war Ehre und Freude; die Teilnahme von Freunden, Kollegen und Kranken Genugtuung“, hieß es in einem Schreiben an den Präsidenten der Deutschen Forschungsgemeinschaft vom 18. September 1937. (Bundesarchiv Koblenz R73, Nr. 14175. – Sauerbruch an Prof. Mentzel, Berlin 18.IX.1937) In der autobiographisch gehaltenen Dankesrede Sauerbruchs, über den Reichsrundfunk ausgestrahlt am 29. Januar 1938, hieß es unter anderem zu den Anfängen der NS-Bewegung: Über die „Sturmwochen im roten München“, in denen „aus dem Wirrwarr elementare nationale Kräfte langsam emporwuchsen“ […] „kam der 9. November 1923, wo die erste nationale Machtprobe scheiterte“. Es seien damals allerdings die Grundlagen für Werk und Leistung geschaffen worden, denen später „durch den Führer höchste Anerkennung“ zuteil geworden sei. Zur Machtübernahme der Nationalsozialisten hielt Sauerbruch für „die entscheidende Wendung für unser Vaterland durch den Führer“. Im Wortlaut hieß es in der

Sauerbruch-Runfunkansprache vom 28. Januar 1938[5]

„Die Verleihung des Nationalpreises durch unseren Führer hat Gedanken darüber angeregt, welche Phase für meine eigene Entwicklung entscheidend war. Die ersten 8 Jahre akademischer Selbständigkeit in Zürich, die nur durch den Kriegsdienst unterbrochen wurde, schuf ein tragbares Fundament, für den Ausbau ärztlicher und chirurgischer Aufgaben. Leben und Arbeit im Schweizer Volk, das Dank seiner Geschichte, völkische Eigenart und Geschlossenart besitzt und dessen gesellschaftliche Lebensformen, Verkehr und Beziehungen der Menschen untereinander wohltuend regeln, haben mich selbst stark beeinflusst. Voller Dankbarkeit gedenke ich dieser Zeit, der dortigen Freunde, der Regierung und der Universität. Trotz dieser Bindungen war es aber selbstverständlich, dass ich in dem Schicksalsjahr 1918 einem Ruf an die Münchener Universität folgte. Damit begann eine schwere harte Zeit. Dem Schicksal aber bin ich dankbar, dass ich den Niederbruch unseres Volkes, seine innere und äußere Not, seine Schwierigkeiten, Spannungen, Hoffnungen und Enttäuschungen voll miterleben durfte. Es war eine Zeit in der gerade der Hochschullehrer vor schweren Aufgaben stand. Er musste seinen Studenten mehr als Fachwissen vermitteln, wichtiger war seine kameradschaftliche Bereitschaft, mit den jungen Freunden zu fühlen, sie zu verstehen, mit ihnen zu arbeiten. Vor allem aber ihnen den Glauben zurückzugeben an das deutsche Vaterland und sie oft sogar vor Verzweiflung zu schützen. Aus dieser Pflicht erwuchs dem Lehrer eine unvergleichliche Kraft, die er selbst wieder umsetzen konnte in eigene Arbeit und den Kampf um Deutschlands Wiedergeburt. Und wenn ich im Jahre 1919 in dem ersten Band meiner Thoraxchirurgie ins Vorwort schreiben konnte, „in der schwersten Zeit des deutschen Vaterlandes entstand dieses Buch, aber im festen Glauben an seine Wiedergeburt", so mag das ein Ausdruck unserer innersten Gesinnung gewesen sein. Dann kamen die Sturmwochen im roten München, dann kam die Befreiung mit der Wiederherstellung der Ordnung, dann sah man wie damals schon aus dem Wirrwarr elementare nationale Kräfte langsam emporwuchsen – noch ungesteuert und geformt, aber voller Wucht und Glauben. Es kam der 9. November 1923, wo die erste nationale Machtprobe scheiterte und Enttäuschung und Verzweiflung unsere Hoffnungen begruben. In dieser großen schicksalsschweren Zeit war ziel-

[5] Deutsches Rundfunkarchiv Frankfurt/Main: 2632038/2 u. 2864095, Sauerbruch, 29.1.1938.

bewusstes Schaffen Leitspruch unseres Lebens. Damals wurden die Grundlagen geschaffen für Werk und Leistung, die heute durch den Führer höchste Anerkennung fanden. Außerdem fiel den Universitäten damals die große Aufgabe zu, ihren Bestand zu erhalten und ihr Ansehen beim eigenen Volk und im Ausland zu sichern. Auch sie hatte grundlegende Bedeutung für die Arbeit unseres Lebens. Meine Berufung von München nach Berlin im Jahre 1927 brachte eine geradlinige Fortsetzung und Steigerung unseres Wirkens und unserer Pflichten. Nun kam das Jahr 1933 – mit ihm die entscheidende Wendung für unser Vaterland durch den Führer. Mit dem Nationalsozialismus vollzog sich eine Umgestaltung des völkischen Lebens auf allen Gebieten, von der auch die Medizin lebendige Wirkungen empfing. Sie musste das bewährte Alte erhalten und wenn möglich verteidigen, musste aber auch aufgeschlossen sein, für Neues und Großes, das aus dem neuen Gedankengut hervorging. Und nun erleben wir mit Stolz und innerer Freude die Anerkennung des deutschen Arzttums durch den Führer in einer erhebenden wunderbaren Weise, denn die Ehrung die zwei deutschen Chirurgen zuteil wurde, ist der inneren Bedeutung nach Ehre und Genugtuung für die deutschen Ärzte. Mit dem Dank für dieses Vertrauen verbindet sich für uns das Bekenntnis zu wirkungsvoller Mitarbeit an den großen Aufgaben, die unserem Volke gestellt sind."[6].

Mit dieser Wahrnehmung einer „Umgestaltung des völkischen Lebens" durch den Nationalsozialismus knüpfte der im Rundfunk dankende Chirurg ganz offensichtlich an seine Münchener Rede vom Februar 1933 an. Waren nun, rückblickend am Ende der Vorkriegsjahres 1938, die Münchener Hoffnungen Sauerbruchs auf eine Wiederherstellung der nationalen „Einheit" nach den „völkisch-ständisch-kulturellen" Krisen der frühen 1930er Jahre am Ende der Weimarer ‚Systemzeit' in Erfüllung gegangen? Es scheint so.

[6] Deutsches Rundfunkarchiv Frankfurt/Main: 2632038/2 u. 2864095, Sauerbruch, 29.1.1938.

8 Sauerbruch und die NS-Forschung

Sauerbruch war kein organisierter Nationalsozialist und auch kein uneingeschränkter Befürworter nationalsozialistischer Ideologie und Praxis, er trat nicht der NSDAP bei und er verweigerte sich demonstrativ besonders dem Antisemitismus; aber er hat sich doch zweifellos in Dienst des NS-Staates nehmen lassen, wenngleich sein prätentiös autoritärer Habitus auch der Naziclique gegenüber gelegentlich sperrig daher kam. Sauerbruch war auch für die Nationalsozialisten kein einfacher Zeitgenosse, aber nicht jede Aufmüpfigkeit war Regimekritik oder gar Widerstand. Bei einem der inflationären NS-Feiertage 1933 auf dem Dach der chirurgischen Klinik die 1918 von der Klinik erworbene Reichsflagge statt des roten Tuchs mit der Hakenkreuz-Rune zu hissen, war noch kein Widerstand, sondern eher Trotz: Sauerbruch war „dem Dritten Reich bisher noch nicht vorgestellt worden". (Sauerbruch 1956, S. 349) Und kann man die Opposition des überzeugt naturwissenschaftlich orientierten Arztes, etwa in der Eröffnungsrede der 94. Versammlung Deutscher Naturforscher und Ärzte vom 20. September 1936 in Dresden, (Verhandlungen der Gesellschaft Deutscher Naturforscher und Ärzte. 94. Vers. zu Dresden 1936, Berlin 1937, S. VI ff.) gegen die bald gescheiterte ideologische Kapriole der *Neuen Deutschen Heilkunde* bereits Regimekritik nennen? Freilich, Sauerbruch war mit seiner vehementen Ablehnung des faden Konglomerats aus Naturheilkunde, irrationaler Heilmystik und unwissenschaftlicher, kaum medizinisch zu nennender Spekulation für manchen Wirrkopf des Regimes „unter die Ketzer" (vgl. Genschorek 1981, S. 158 ff.) gegangen, dem Führerprinzip der NS-Medizin und damit der einen Rollenzuweisung aber treu geblieben. Naturwissenschaftliche Medizin hat für Sauerbruch Hippokrates und Paracelsus als Kronzeugen und Führer. Wer als Vertreter der „Arztkunst" nicht paracelsisch „Wissen und Können" verkörpert, war „Volksfeind". (zitiert nach Genschorek 1981, S. 160) Sauerbruch wollte nicht Volksfeind sein, wohl aber dem Ideal des

W. U. Eckart, *Ferdinand Sauerbruch – Meisterchirurg im politischen Sturm,* essentials,
DOI 10.1007/978-3-658-12547-9_8

ärztlichen Führers entsprechen; und dieses Ideal war Teil der NS-Gesundheitsführung wie kein anderes.

8.1 Reichsforschungsrat

Jedoch nicht nur in Lippenbekenntnissen hat Sauerbruch dem NS-Staat gedient. Von 1933 bis 1945 medizinischer Gutachter des Reichsforschungsrates (vgl. Hammerstein 1999, S. 419 ff.) befürwortete der Chirurg auch Forschungsprojekte in Konzentrationslagern, so etwa 1943 die des Berliner Erbforschers Otmar Freiherr von Verschuer und seines Zuarbeiters Josef Mengele in Auschwitz. Versuchsberichte gingen der Deutschen Forschungsgemeinschaft und damit Ferdinand Sauerbruch als Fachspartenleiter für Allgemeine Medizin (1937–1945) (vgl. Flachowsky 2008)[1] zu, so etwa am 31. Oktober 1943 aus der Kriegswirtschaftsstelle des Reichsforschungsrates. Gezeichnet waren die dorthin geschickten Berichte mit dem Unverfänglichen Kennwort „Spezifische Eiweißkörper" durch Professor Otmar Freiherr von Verschuer, Leiter des Kaiser-Wilhelm-Instituts für Anthropologie, menschliche Erblehre und Eugenik in Berlin-Dahlem, dem „deutschen Oxford". Nach vorausgegangenen Kaninchenversuchen war man – fern von der „Domäne der Wissenschaft" Dahlem – inzwischen zu Humanexperimenten übergegangen:

> „Als Mitarbeiter in diesen Forschungszweig", so Verschuer in seinem Bericht an die DFG, „ist mein Assistent Dr. med. et Dr. phil. Mengele eingetreten. Er ist als Hauptsturmführer und Lagerarzt im Konzentrationslager Auschwitz eingesetzt. Mit Genehmigung des Reichsführers SS werden anthropologische Untersuchungen an den verschiedensten Rassengruppen dieses Konzentrationslagers durchgeführt und die Blutproben zur Bearbeitung an mein Laboratorium geschickt".

[1] Vgl. Flachowsky, Sören: Von der Notgemeinschaft zum Reichsforschungsrat – Wissenschaftspolitik im Kontext von Autarkie, Aufrüstung und Krieg, Stuttgart 2008. – Sauerbruch stand dem Leiter des **Reichsministerium für Wissenschaft, Erziehung und Volksbildung** (inoffiziell auch „Reichswissenschaftsministerium" und „Reichserziehungsministerium" REM genannt), Bernhard Rust (1883–1945) auch persönlich nah; zudem war Rust Sauerbruchs Patient, sodass seine Ernennung zum Fachspartenleiter des Reichsforschungsrates nicht überrascht. Bereits bald nach dem Machtwechsel 1933 war Sauerbruch unmittelbar in alle Entscheidungsprozesse hinsichtlich der zukünftigen Entwicklung der Notgemeinschaft, resp. der DFG einbezogen worden. Von Wilhelm Frick (1877–1946), seit dem 30. Januar 1933 Reichsminister des Inneren, war Sauerbruch für den neuen Hauptausschuss der DFG vorgesehen worden; Bernhard Rust favorisierte Sauerbruch als einen der vier Präsidenten einer Reichsakademie der Forschung. – Flachowsky, ebenda, S. 240.

Schon am 3. November 1944 wurde das Auschwitz-Projekt Verschuers nach Begutachtung durch Sauerbruch verlängert. Unklar bleibt bis heute, ob der Chirurg wusste, dass die Objekte jener Versuche, ins KZ verschleppte Zwillinge, nach solchen und anderen Humanexperimenten getötet wurden.

Sauerbruch entschied als Fachspartenleiter für Allgemeine Medizin völlig unabhängig über alle ihm vorgelegten Forschungsanträge, die großen wie die kleinen, die kostenaufwändigen wie die preiswerten (Mertens 2004, S. 347), die verbrecherischen wie die harmlosen. Aber wusste er immer, was er da unterschrieb? Die Frage ist müßig, denn selbst wenn er möglicherweise nicht alle Anträge bis ins Detail gelesen haben mag, so fiel doch Sauerbruch immerhin auf diese Weise ein nicht unbedeutender Teil der Verantwortlichkeit für diese Projekte zu. Seit 1944 war Sauerbruch darüber hinaus auch persönlich berufenes Mitglied des Wissenschaftlichen Beirats des Bevollmächtigten für das Gesundheitswesen Karl Brandt und in dieser Funktion potentiell auch Mitwisser der von Brandt verantworteten und persönlich betreuten verbrecherischen Humanexperimente und sicher auch des hunderttausendfachen Krankenmordes. Andererseits war Sauerbruch wiederum der einzige unter den sechsundzwanzig führenden deutschen Professoren (darunter Gerhard Domagk, Carl von Eicken, Robert Rössle, Walter Stoeckel, Wilhelm Tönnis, Paul Uhlenhuth, Werner Wachsmuth), die 1948 ein Gnadengesuch für den zum Tode verurteilten Karl Brandt verfassten, der auf die Frage der Schuld zu sprechen kam. Fast alle anderen hatten recht fadenscheinig argumentiert oder in persönlichen Kontakten einen ganz anderen Menschen kennengelernt als den Schreibtischmassenmörder Brandt, etwa den „ernsten, pflichtbewussten, bescheidenen und feinfühligen" Brandt, wie der Gynäkologe Walter Stoeckel ihn erinnerte. Sauerbruch hingegen hob hervor: „Dass Herr Brandt in seiner ärztlichen und soldatischen Tätigkeit sich mehrfach belastet hat, darüber ist kein Zweifel". Man müsse aber konzidieren, dass der Verurteilte „die ihm vorgeworfenen Fehler und Entgleisungen nicht aus schlechten Motiven, sondern durch Zwangsmaßnahmen Hitlers und seiner Mitarbeiter" ausgeführt habe. Damit schloss sich Sauerbruch dem in den späten 1940er Jahren in der Öffentlichkeit noch weit verbreiteten Befehlsnotstandsargument an, dass nicht einmal Brandt in seinem Plädoyer vor Gericht angeführt hatte (Schmidt 2009, S. 604).

Als Mitwisser und Antragsbewilliger fungierte Sauerbruch auch bei einer Reihe kriegswichtiger Malariaversuche, die in seiner Amtszeit als Fachspartenleiter des Reichsforschungsrates bewilligt wurden. In Vorbereitung des Krieges führten deutsche Tropenmediziner und Seuchenhygieniker Versuchsreihen an der Heimatfront oder besser im vermeintlich ethisch-exterritorialen Gelände deutscher Konzentrations- und Kriegsgefangenenlager. Bei den tropenmedizinischen Experimenten, die in Heil- und Pflegeanstalten, in Kriegsgefangenen- und Konzentrationslagern durchgeführt wurden, galt ein besonderes Augenmerk der Erprobung von Malariapräparaten, die mit der Ausweitung des Krieges auf den Balkan im Frühjahr 1941 in großer Menge benötigt wurden, (vgl. Militärgeschichtliche Mitteilungen (1989) H. 1, S. 93–109) die aber auch im Hinblick auf die kolonialen Revisionspläne interessant waren. Bereits vor Kriegsausbruch hatte man sich auf die Entwicklung und Erprobung synthetischer Malariatherapeutika konzentriert, um von Rohstoffimporten (Chinin) unabhängig zu sein. Menschenversuche mit jenen Präparaten – Atebrin, Plasmochin, Sontochin –, die von den Bayerwerken mit dem Ziel einer Monopolstellung auf diesem Sektor produziert wurden, hatten 1933 bereits Tradition. Die deutsche Malariaforschung, seit 1933 als kriegswichtig eingestuft und gefördert, fand ihren grausamen Höhepunkt in den menschenverachtenden Experimenten von Claus Schilling im Konzentrationslager Dachau. (Vondra 1989) Schilling wurde für Arbeiten über Malariaschutz von 1932–1944 von der DFG gefördert. (BarchKo, R73/14290) In welchem großem Umfang und mit weit gefassten Zielsetzungen die Malariaexperimente von der DFG unterstützt wurden, ist bedrückend. Im Zeitraum von 1933–1945 wurden an die DFG zahlreiche Anträge zur Malariaforschung gestellt, die alle noch einer genaueren Analyse zu unterziehen sind. Insgesamt erweist sich das Quellenmaterial aber bereits nach einer ersten Analyse als außerordentlich ergiebig und erstreckt sich von der alten Problemstellung Malaria therapeutisch, quasi als „Heilmalaria", im Sinne Wagner-Jaureggs in den Spätstadien der Syphilis (Progressive Paralyse) einzusetzen (BarchKo, R73/12467), über die allgemeine Malariatherapie- und Malariaprophylaxeforschung bis hin zum humanexperimentellen Forschen an freiwilligen und unfreiwilligen Probanden in Konzentrationslagern oder Heil- und Pflegeanstalten für psychisch Kranke und Kriegsgefangene wie im Thüringischen Pfafferode.

Den Nimbus des Ärztlich-Heroischen ausnutzend berief Sauerbruch selbst am 3. Februar 1938 zur freiwilligen Überimpfung von Malariaplasmodien eine studentische Versammlung in seinen chirurgischen Hörsaal ein (BarchKo, R73/14290). Das war für die Zeit keineswegs unüblich; ‚freiwillige' medizinische Selbstversuche (etwa mit Pervitin oder Lost) an Fähnrichen standen in der Berliner Militärärztlichen Akademie auf der Tagesordnung. Immerhin fungierte der Chirurg als ordentliches Mitglied im Wissenschaftlichen Senat der Militärärztlichen Akademie sowie als beratender Arzt der Akademie-Lehrgruppe C, in deren Verantwortung auch Freiwilligenversuche fielen.

Bekannt waren Sauerbruch allerdings auch andere Versuche, die ganz offensichtlich an Unfreiwilligen durchgeführt wurden, so etwa an Personen, die ins KL Dachau verschleppt worden waren, wo Claus Schilling mit klinischer Akribie seinen Malariaexperimenten zur Entwicklung eines Impfstoffes nachging. Seiner Bitte an den Reichsforschungsrat um Finanzierung eines Mikromanipulators zur

Durchführung von Versuchen „über die Infektion mit einzelnen Parasiten der Vogel-Malaria“ auf den Menschen wurde entsprochen. Schilling hatte seinem Antrag durch den Hinweis Nachdruck verliehen, dass seine kriegswichtigen Versuche „auf Veranlassung des Reichsärzteführers in einem Malaria-Laboratorium des SS-Lazarettes [Dachau]“ stattfänden (BarchKo, R73/14290). In diesem Zusammenhang muss auch der Tropenmediziner Gerhard Rose erwähnt werden. (zu Rose vgl. Mischerlich und Mielke bes. 11 f., 96 f. und 284 f. sowie H. Vondra) Generalarzt Rose war zwischen 1939 und 1945 beratender Hygieniker und Tropenhygieniker der Luftwaffensanitätsinspektion (Lln 14). Auch Rose, der 1947 in Nürnberg wegen seiner Fleckfieber-Impfstoff-Versuche in den Konzentrationslagern Buchenwald und Natzweiler (Stuthof) zu lebenslänglicher Haft verurteilt wurde, in den fünfziger Jahren aber schon wieder auf freien Fuß kam und 1977 mit der Paul-Schürmann-Medaille der deutschen Gesellschaft für Wehrmedizin geehrt wurde, war an DFG-geförderten Malaria-Humanexperimenten unmittelbar beteiligt. Seine Forschungen (nicht Gegenstand des Nürnberger Ärzteprozesses) wurden im hygienischen Laboratorium der Luftwaffe in Pfafferode/Thüringen und auch in der dortigen Heil- und Pflegeanstalt durchgeführt. Roses Studien an Unfreiwilligen waren als kriegswichtige Untersuchungen in erster Linie der Prophylaxeforschung gewidmet. Aber auch die kolonialrelevante Suche nach Malariaimpfstoffen dürfte im Erwartungshorizont des Forschers eine Rolle gespielt haben. Rose und Schilling standen in engem brieflichen Kontakt. Die Möglichkeit, dass Roses Forschungen in unmittelbarem Zusammenhang mit deutschen Vorüberlegungen und Forschungen zur biologischen Kriegführung standen, liegt nahe. Im Frühjahr 1943 hatten Wehrmachtsführungsstab und Generalstab der Luftwaffe auf die zügige Vorbereitung eines offensiven B- und C-Krieges gedrängt. Im Februar 1943 erhielt die mit dieser Aufgabe betraute Arbeitsgemeinschaft den Tarnnamen „Blitzableiter“ (vgl. die Aussage von Generalarzt Prof. Schreiber vor dem Internationalen Militärtribunal in Nürnberg, in: IMT, Bd. 21, 605 ff.; zur Binnenorganisation der AG „Blitzableiter“ vgl. German BW Organization, in: Military Intelligence Division, War Department, Washington. Biological Warfare, Activities and Capabilities of Foreign Nations, 30.03.1946, National Archives Washington, Record Group Nr. 330). Zum Führungsstab eben dieser Arbeitsgruppe gehörte neben dem Posener Krebs- und Pestforscher Kurt Blome, dem Giessener Seuchenhygieniker Heinrich Kliewe und Generalarzt Schreiber auch der Malariaforscher Gerhard Rose.

Weite Bereiche der erwähnten Malariaforschung Roses sind durch die DFG in einem Gesamtvolumen von 13.600 Reichsmark gefördert worden, wobei neben der Heil- und Pflegeanstalt Pfafferode/Thüringen auch die Landesheilanstalten Görden/Brandenburg, Arnsdorf und Eberswalde mit ihren Patienten einbezogen waren (BarchKo, R73/14064). Alle Forschungen wurden in enger Kooperation mit der G-Farben A.G. (Leverkusen) durchgeführt und erstreckten sich in erster Linie auf die Erprobung der synthetischen Antimalariapräparate Atebrin, Plasmochin und Sontochin sowie auf das Chininderivat „Chinin.hydrochloric." Die Probanden der Pflegeanstalten sind meist mit Plasmodium vivax aber auch mit dem eigens gezüchteten Tropica-Stamm „Paffenrode" künstlich infiziert worden. Der Fieberverlauf wurde durch zirkadiane zweistündige rektale Temperaturmessungen kontrolliert.

Auch von den quälenden Sulfonamidforschungen des SS-Arztes Karl Gebhardt (1897–1948), des Jugendfreundes und Leibarztes Heinrich Himmlers (1900–1945), im Frauen-KZ Ravensbrück wusste Ferdinand Sauerbruch aufgrund seiner in der Medizinischen Wissenschaft der NS-Zeit insgesamt, vor allem aber in der Militärmedizin exponierten Stellung. Auf der „3. Arbeitstagung Ost der beratenden Fachärzte", die vom 24. bis 26. Mai 1943 an der Militärärztlichen Akademie in Berlin stattfand, hatte Karl Gebhardt über die an „Häftlingen eines Konzentrationslagers", vornehmlich Frauen des polnischen Widerstandes, ausgeführten Versuche vorgetragen und die „volle menschliche, chirurgische und politische Verantwortung" übernommen. An der Vortragsdiskussion beteiligte sich auch Sauerbruch.[2] Kritik wurde nicht laut. Als der Psychiater Alexander Mitscherlich (1906–1982) Sauerbruch in seiner Dokumentation des Nürnberger Ärzteprozesses „Diktat der Menschenverachtung" auf diesen Umstand im März 1947 hinwies und zugleich die protokollierte Kritik des Vertreters der Anklage James M. McHaney an der stillschweigenden Hinnahme der berichteten Verbrechen durch die „führenden Stellen der medizinischen Welt in Deutschland" in die Dokumentation aufnahm,[3] wurde er per Gerichtsbeschluss zur Streichung entsprechender Angaben gezwungen, damit nicht der „gute Name" Sauerbruchs dadurch „befleckt" werde (vgl. Peter 1994, S. 233 ff.). In der Auseinandersetzung um die inkriminierten Passagen war es freilich nicht um die verbrecherischen Versuche an sich gegangen, sondern nur um die Frage, ob es sich bei den Probandinnen um zum Tode verurteilte Verbrecherinnen gehandelt habe. Von Versuchen an „Häftlingen", so Sauerbruch 1947, habe

[2] Vgl. die Doc. Nr. 472 und 228 des Ärzteprozesses bei Mitscherlich, Alexander; Mielke, Fred (Hg.), Das Diktat der Menschenverachtung, Heidelberg 1947, 83–84. In diesem Zusammenhang hieß es über die bei dem Vortrag Gebhardts anwesenden führenden Ärzten: „Von keinem dieser Ärzte wurde Kritik an Experimenten geübt. Dem Vortrag folgte eine Diskussion, woran sich Dr. Frey, Prof. Dr. Sauerbruch und Prof. Heubner beteiligten, doch wurde auch ihrerseits keine Kritik laut."

[3] Ebd. – „Dieses Affidavit beweist ohne Zweifel, daß die Kenntnis von den verbrecherischen Experimenten den führenden Stellen der medizinischen Welt in Deutschland zuging... Das waren Leute, die eine Stellung und die Pflicht hatten, Schritte zu unternehmen, solche Dinge nicht stattfinden zu lassen".

man nichts gehört. Eine unmittelbare Exekution der wohl tatsächlich zum Tode verurteilten polnischen Häftlinge stand im KZ Ravensbrück nicht mehr an, denn Generalgouverneur Frank hatte die Urteile nicht bestätigt, so dass dem Experimentator Karl Gebhardt die Einbeziehung der Frauen in seine Versuche als eine „unsagbare Begnadigungschance" erschien. Kritik aber an den von Gebhardt so offen vorgetragenen Humanexperimenten zu üben, sei für „Herrn Geheimrat Sauerbruch aus Gründen des Taktes und seiner militärischen Dienststellung unmöglich gewesen", so Hans Thomas Achelis, Rechtsanwalt Sauerbruchs 1947. Man hätte solche Kritik auch schwerlich geheim halten können, mit „einer Verbreitung im Ausland" und mit „schwerwiegenden Folgen" für die Diskussionsredner rechnen müssen.

8.2 Krebsforschung

Wenig bekannt ist Sauerbruchs Rolle im Rahmen der NS-Krebsforschung. Als Koordinator der deutschen Krebsforschung wurde der Münchener Pathologe und Vorsitzende des Reichsausschusses für Krebsbekämpfung, Maximilian Borst (1869–1946), eingesetzt. Borst entwickelte seit dem Sommer in enger Abstimmung mit der DFG ein ehrgeiziges Forschungsprogramm. Man dachte, dieses in der internationalen Forschungslandschaft jener Zeit zweifellos einzigartige Projekt zentralistischer Forschungssteuerung und –förderung auf dem Gebiet der Krebsbekämpfung[4] vollkommen neu als „Gemeinschaftsarbeit mehrere Disziplinen" (BarchKo, R73/12388) durch Einrichtung von überregionalen wissenschaftlichen Arbeitskreisen und beigeordneten Arbeitsgemeinschaften mit zentralen Fragestellungen und unterschiedlichen je nach Bedeutung bemessenen Budgetierungen realisieren zu können, wobei ganz offensichtlich auf sich quasi automatisch ergebende Synergieeffekte gesetzt wurde. So sollte sich Arbeitskreis I mit der speziellen Fragestellung „Serologische Frühdiagnose bei Tumoren" auf die „Diagnose" der Geschwulsterkrankungen konzentrieren. AK II war die Bearbeitung der Krebsgenese zugedacht,

[4] Vgl. hier auch den knappen Beitrag von Johannes Steinwachs, Das Tumorforschungsprogramm der Deutschen Forschungsgemeinschaft und seine Ergebnisse, in: 100 Years of Organized Cancer Research, hrsg. von Wolfgang U. Eckart, Stuttgart: Thieme 2000, S. 57–61. Die von ihm 1991 vorgelegte Dissertation zum Reichsforschungsrat berücksichtigt die Einzelförderungsakten des Bestandes R 73 nur punktuell liefert aber wichtige Anhaltspunkte für vertiefende Studien. Johannes Steinwachs, Die Förderung der medizinischen Forschung in Deutschland durch den Reichsforschungsrat während der Jahre 1937 bis 1945 unter besonderer Berücksichtigung der Krebsforschung, Diss. med., Masch.-Man., Leipzig 2000, Leipzig, Univ., Diss., 2000.

weitere Arbeitskreise sollten sich auf die Therapieforschung und auf den Einfluss von „Konstitution und Veranlagung“ auf die Kanzerogenese konzentrieren.

Propagandistisch flankiert wurde das Krebsforschungsprogramm durch reißerische Artikel im Völkischen Beobachter, der am 24. November 1938 einen Besuch Goebbels im Berliner Virchow-Krankenhaus zum Anlass nahm, auf die „Bereitstellung einer größeren Summe zur Erforschung der Krebskrankheit“ hinzuweisen. Im „Kampf gegen den Krebs“ müsse „Berlin… zu einer Zentrale dieses Kampfes werden“ (Berliner Beobachter, Tägliches Beiblatt zum „Völkischen Beobachter“, 24. November 1938: „Dr. Goebbels im Virchow-Krankenhaus“), so Goebbels im VB. Im Januar 1939 druckte der Völkische Beobachter ein ausführliches Gespräch mit Maximilian Borst über den „Krebs – Weltfeind Nr. 1“ ab, in dem „Deutschlands bedeutendste Autorität in den Fragen der Krebsbekämpfung“ die gesundheitspolitischen Ziele des in „enge[r] Zusammenarbeit mit dem Reichspropagandaministerium (Dr. Thomalla, Ministerialdirektor Gutterer)“ und der „Reichsärzteführung“ in Gang gebrachten Krebsprogramms holzschnittartig erläuterte: „Förderung der Forschungsarbeit“, „Erfassung der Krebskranken“, „Bekämpfung des Kurpfuschertums“, „Laienaufklärung“, Schulung „des praktischen Arztes“ (Völkischer Beobachter, 28. Januar 1939: „Professor Borst-München über die Krebsbekämpfung in Deutschland“). Sicher kann insgesamt als Arbeitshypothese konstatiert werden, dass die Krebsforschung im NS – sowohl aus forschungsstrategischen, als auch aus ideologischen, auf die Gesundheit des „Volkes/Volkskörpers“ gerichteten Gründen – eine enorme Förderung erfahren hat.

Wovon die Leser des Völkischen Beobachters nichts erfuhren, waren die internen Schwierigkeiten, denen sich das ehrgeizige „Krebsprogramm“ der DFG und des Reichsforschungsrates seit seiner Gründung ausgesetzt sah. So kam es permanent zu Reibungen und Kompetenzrangeleien zwischen Max Borst und Ferdinand Sauerbruch, der sich als Fachspartenleiter für Medizin nicht an die Themenaufstellung des „Krebsprogramms“ gebunden fühlte, den massiven Versuch einer Forschungszentralisierung missbilligte und ohne Abstimmung mit Borst selbständig weiterhin über die Bewilligung oder Ablehnung von Tumorforschungsprojekten entschied, ganz gleich, ob diese nun im „Krebsprogramm“ vorgesehen waren oder nicht. Offensichtlich sperrte sich Sauerbruch gegen die seitens der DFG in Kooperation mit Borst geplante ‚Totalisierung‘ der Krebsforschungsanstrengungen, war aber im Juni 1937 zumindest zu einer Bewilligung eines Kernbereichs der „Krebsforschung“ bereit. In einem aufschlussreichen Schreiben Breuers an Borst heißt es hierzu: „Herr Sauerbruch ist direkt nach Schluß der Eröffnungssitzung des Reichsforschungsrates nach Wien und anschließend von dort nach London gefahren, so daß ich bis heute mit ihm über seine weiteren Pläne und Meinungen nicht mehr weiter gesprochen habe. Es war ganz außerordentlich schwierig, ihn in der kurzen

Zeit wenigstens zur Bewilligung der vorerwähnten Themen zu bewegen. Ich bin der Meinung, dass man diesen Vorgang nicht auf einen Kurswechsel bei Herrn S. zurückfahren darf, sondern dass es sich mehr um ein augenblickliches Nachgeben vor einem unsererseits […] durchgeführten Generalangriff darstellte. Es kam im ersten Augenblick auch nur darauf an, zunächst die wesentlichsten Stützen des Programms zu sichern und den Kampf um die Totalität desselben […] auf später aufzuschieben. […] Die Situation bleibt meiner Meinung nach […] unverändert, d. h. Herr S. ist mit dem Programm nicht einverstanden und hält sich an seine Themenaufstellung nicht gebunden. Was er an seine Stelle setzen möchte, weiss ich noch nicht" (BarchKo. R73/12388, Breuer an Borst, 1. Juni 1937). Borst drohte im Oktober 1937 sogar seinen Rückzug aus dem „Krebsforschungsprogramm" an[5], den er allerdings nicht realisierte. Aber nicht nur personelle Differenzen, sondern auch konkurrierende institutionelle Kompetenzansprüche standen der Zentralisierung des Krebsforschung im Kontext des „Krebsprogramms" der DFG entgegen. So bestand das Reichsministerium für Wissenschaft, Erziehung und Volksbildung noch im März 1937 darauf, „dass es dem Reichsgesundheitsamt sowie dem Institut für Infektionskrankheiten ‚Robert Koch' und den übrigen der Abteilung Volksgesundheit [des, W.E.] Ministeriums unterstellten Instituten oder Anstalten nach wie vor unbenommen" sein müsse, „auf diesem Gebiet gegebenenfalls auch wissenschaftlich zu arbeiten, da diese Einrichtungen auf eine derartige Betätigung nicht völlig verzichten können, wenn sie die ihnen obliegenden praktischen Aufgaben der Krebsbekämpfung richtig erfüllen sollen" (BarchKo: R73/12388, Reichsministerium für Wissenschaft an DFG, 13. März 1937). Die weitverbreitete Angst vor dem ‚Saugeffekt' einer zentralistischen Krebsforschung dürften auch Sauerbruch bewogen haben, dem von der NSDAP gedeckten Totalitätsanspruch in der Krebsforschung, so wie er von Borst vertreten wurde, entgegenzutreten. Vermutlich war dem Chirurgen in seiner Funktion als Fachspartenleiter im Reichsforschungsrat an einer Kanalisierung der Fördermittel für Krebsforschung wenig gelegen. Und in der chirurgischen Krebstherapie dürfte Sauerbruch an einer weitestgehenden Bewahrung der Selbständigkeit gelegen gewesen sein. Kontrollieren konnte man die organisatorischen Entwicklungen in der Krebsforschung nur, wenn man ihr instutionell nahestand. Und so verwundert auch die Mitgliedschaft (seit 1941) des Chirurgen in der der Arbeitsgemeinschaft für Krebsforschung nicht. Sauerbruch selbst Kriegsverlauf und Zusammenbruch der NS-Diktatur, aber auch eine erheblich zu hoch angesetzte Erwartungshaltung gegenüber der staatlich zentralisierten

[5] BarchKo, R73/12388, Borst an Breuer, 22. Oktober 1937: „Wenn Herr Sauerbruch als Vorsitzender des Reichsforschungsrates für Medizin Mittel für Krebsforschung bewilligt, ohne dass ich davon Kenntnis habe, so ergibt sich für mich als notwendige Folge, dass ich mich von dem von mit aufgestellten Programm zurückziehe. Ich bitte um Aufklärung".

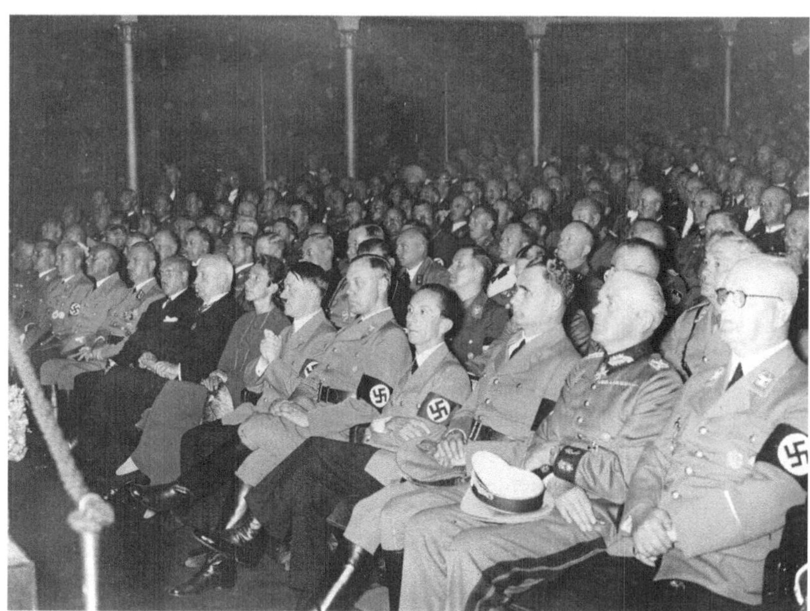

Abb. 8.1 Ferdinand Sauerbruch. Reichsparteitag der NSDAP; Nürnberg, 7. September 1937; Kulturtagung im Opernhaus mit der Verkündung der Verleihung des Deutschen Nationalpreises für Kunst und Wissenschaft an Ferdinand Sauerbruch und August Bier. Von re nach li: Reichsschatzmeister Franz Xaver Schwarz, Reichskriegsminister Generalfeldmarschall Werner von Blomberg, Rudolf Hess, Goebbels, Alfred Rosenberg, Adolf Hitler, die Preisträger Gerdy Troost (für ihren verstorbenen Gatten, den Architekten Paul Ludwig Troost), die Chirurgen August Bier und Ferdinand Sauerbruch, Bernhard Rust, Wilhelm Frick, Robert Ley, Martin Bormann, Max Amann. Copyright Ullstein Bild Nr. 00074358

Krebsforschung, eine mögliche Arbeitshypothese, ließen den Reichsausschuss für Krebsbekämpfung letztlich scheitern. Er fand sein formales Ende mit der Auflösung des NS-Staates und wurde im Nachkriegsdeutschland nicht wiederbelebt (Abb. 8.1, 8.2, und 8.3).

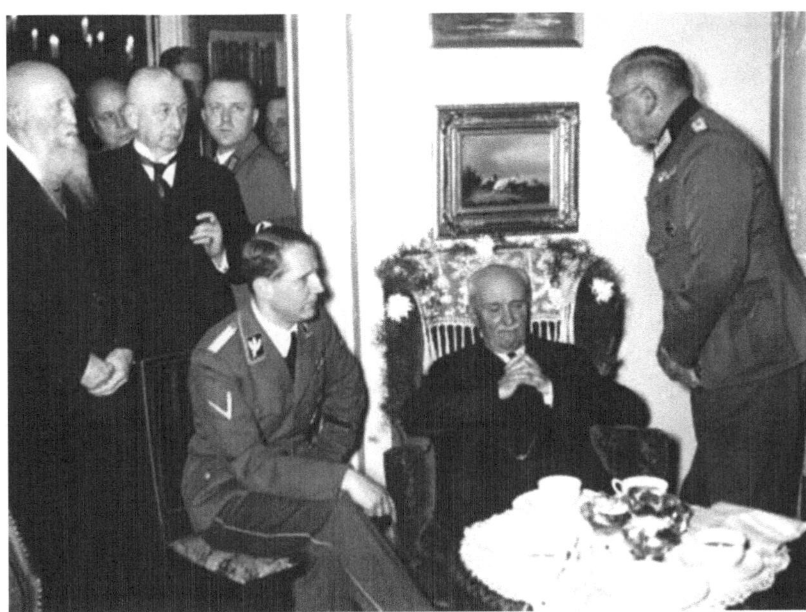

Abb. 8.2 Ferdinand Sauerbruch. Gratulation bei Geheimrat August Bier zu dessen 80. Geburtstag in Sauen bei Breskow am 24. November 1941. Sauerbruch (*rechts*) in Gratulationspose. Links sitzend Reichsgesundheitsführer Leonardo Conti. Copyright Ullstein Bild Nr. 6901536325

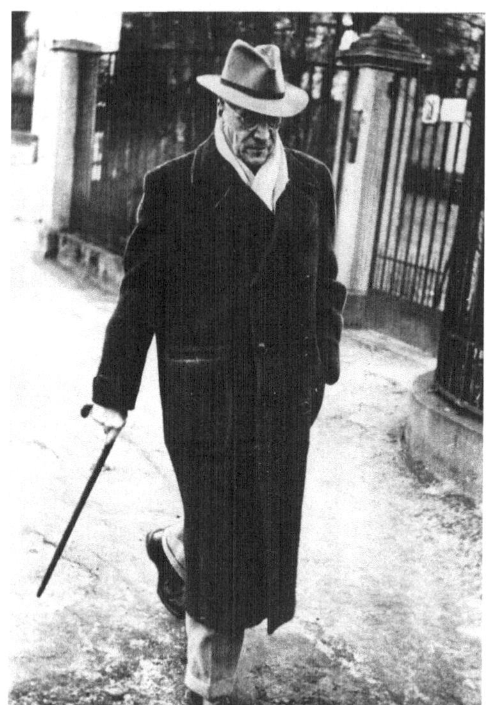

Abb. 8.3 Ferdinand Sauerbruch. Berlin, Winter 1951. Eine der letzten Aufnahmen von Sauerbruch vor seinem Tod. Copyright Ullstein Bild Nr. 00108097

9 Nach Kriegsende

Ferdinand Sauerbruch ist während des ganzen Krieges an der Charité chirurgisch tätig gewesen und hat in der Agonie der alten Reichshauptstadt schließlich fast rund um die Uhr operiert (vgl. zu diesem Kap. Abb. 8.1 und 8.2). Als er wegen öffentlicher Ablehnung der politischen Linie der sowjetischen Militär-Administration und der Hochschulpolitik der DDR-Führung in ständige Meinungsverschiedenheiten mit dem Volksbildungsministerium geriet, nachdem ihn Walter Ulbricht im Mai 1945 zunächst noch zum Gesundheitsdezernenten der ersten provisorischen Stadtverwaltung unter kommunistischer Duldung berufen hatte[1], enthob man ihn im Dezember 1949 – wegen fortschreitender Zerebralsklerose zum eigenen Entlassungsgesuch gedrängt – schließlich aller verbliebenen Ämter. (vgl. Leonhard 2014, S. 468) Hintergrund war indessen wohl nicht nur die gelegentliche Verwirrtheit des ehemals großen Chirurgen, die in den späten vierziger Jahren zunahm, sondern vor allem dessen konservativ zögerliche Haltung in Berufungs- und Entnazifizierungsfragen, wie es im Fall der Berufung Theodor Brugschs (1878–1963) manifest wurde. Auf seinen „Einfluss" gründeten sich große Hoffnungen unter anderem hinsichtlich der „Gewinnung" der unbelasteten „medizinischen Intelligenz" für die Wiedereröffnung der Berliner Universität. Sauerbruch aber opponierte gerade gegen den politisch unbelasteten Internisten Theodor Brugsch, der von den Nazis bereits 1935 wegen seiner jüdischen Ehefrau beurlaubt und als Hochschullehrer entpflichtet worden war. Brugsch, vom KPD-Stadtrat für Volksbildung, Otto Winzer (1902–1975), als einer der wenigen „bürgerlichen" Hochschulmediziner mit zweifelsfrei weißer Weste in den Magistratsausschuss „Aufbau von Universität und Hochschule" geholt, hatte sich für einen konsequenten Austausch belasteter Hochschullehrer eingesetzt und war bereit, zeitweilig auch eine hierfür offensicht-

[1] Vgl. Wolfgang Leonhard, Die Revolution entläßt ihre Kinder, 27. Aufl., Berlin 2014, S. 468.

W. U. Eckart, *Ferdinand Sauerbruch – Meisterchirurg im politischen Sturm*, essentials,
DOI 10.1007/978-3-658-12547-9_9

lich notwendige Einschränkung des Selbstergänzungsrechts der Fakultät in Kauf zu nehmen. Sauerbruch aber entwickelte wenig Interesse an einer konsequenten Entnazifizierung und vertrat gegenüber dem „Brugschen Kreis“ die konservative Fraktion um Eduard Spranger, was ihm im Oktober 1945 die Entlassung aus allen Magistratsämtern unter Hinweis auf seine eigene „politische Tätigkeit unter dem Naziregime“ eintrug.

Auch der Umgang mit der Lage Deutschlands nach dem Zusammenbruch der NS-Diktatur und der Umgang mit der nationalen Schuld an den Verbrechen des NS-Regimes, zu schweigen gar von der eigenen Schuld, blieb larmoyant-nebulös und verharrte in der Vorstellung schicksalhafter Verstrickung. So beklagte Sauerbruch in seinem Einleitungsreferat zur 1. Zonentagung der Chirurgen der Sowjetischen Besatzungszone am 18.–21. Juli 1947[2]:

> „Zweieinhalb Jahre nach dem Zusammenbruch des Deutschen Reiches wird unser Volk immer noch hart, ablehnend und einseitig beurteilt. Wir verstehen Zurückhaltung, vermissen aber den Versuch, unsere Fehler, Übergriffe und Entgleisungen wenigstens zu einem angemessenen Teil als Schicksalsfolge aufzufassen. […] Rücksichtsloser Zwang, der sich bis zur Vergewaltigung des Volkes steigerte, bedrohte viele, die darum ihr Vaterland verließen. Aufrechte Männer, die die Gefahr der drohenden Entwicklung erkannten, standen unter einer Diktatur, die Widerstand und Abwehr grausam unterdrückte. Was unter diesem unglücklichen Regime an Katastrophen geschah, wird Deutschland wieder gutmachen. Es ist dazu verpflichtet und bereit“.

Erstaunlich genug ist vor diesem Hintergrund das Festhalten der DDR-Historiographie an der Arztpersönlichkeit Sauerbruchs, an einem „Humanisten der Tat“ (Genschorek 1981), dessen man sich als idealtypischer Identifikationsfigur und Persönlichkeit des nationalen Erbes bediente, wo immer man ihrer bedurfte. Hieran änderte auch eine parteioffizielle Sprachdiktion wenig, die allerdings sehr wohl zwischen Sauerbruchs „bürgerlich-humanistischem Handeln als Arzt“ und seiner „konservativen“ bis „reaktionären“ politischen Einstellung zu differenzieren wusste (Ernst, S. 267). In der offiziellen Sprachregelung der DDR blieb Sauerbruch allerdings eine „führende Persönlichkeit der wissenschaftlichen Welt“, die „Anteil an [unserer] schweren Aufbauarbeit“ genommen habe, wie Otto Grotewohl (1894–1964) der Witwe in seinem Kondolenzschreiben beteuern sollte (Genschorek 1981, S. 228)[3]. Im Februar 1950 gab Sauerbruch als letztes freies Amt auch den Vorsitz

---

[2] Helmut Wolff: *Zur Entwicklung der Chirurgie und der chirurgischen Forschung in der DDR*. In: Deutsche Gesellschaft für Chirurgie – Mitteilungen 1/2012, S. 1–8, hier zitiert nach https://de.wikipedia.org/wiki/Ferdinand_Sauerbruch; (Zugriff: 06.08.2015 15:41).

[3] Genschorek, Sauerbruch, 228; Abdruck des Kondolenzschreibens im Neuen Deutschland vom 5. Juli 1951.

der „Chirurgischen Gesellschaft der Universität Berlin" auf, die ihn allerdings in gleicher Sitzung zum Ehrenpräsidenten ernannte (s. Abb. 8.3). Offizielle Dankesworte zur Verabschiedung formulierte Theodor Brugsch auch im Namen des Ministeriums für Arbeit und Gesundheitswesen der DDR im Juni des gleichen Jahres. Am 2. Juli 1951 verstarb der Chirurg in Berlin. Die Gesellschaft für Chirurgie der DDR ehrte Sauerbruch postum 1975 zum 100. Geburtstag mit einem Gedenkkongress und ließ ihm zu Ehren eine Medaille prägen.

Die von der Berliner Chirurgenvereinigung organisierten Trauerfeierlichkeiten an der Charité waren allerdings vom Skandal überschattet, denn in der Gedenkrede Theodor Brugschs fielen offene Worte. Zu sehr hatte Sauerbruch den großen Internisten, der nun als Dekan der Medizinischen Fakultät auftrat, wohl zu Lebzeiten gekränkt. Nicht an seiner Krankheit sei Sacherbruch gestorben, sondern an dem Bewusstsein, die eigene Schaffenskraft überlebt zu haben. Man habe sich zwar so lange wie möglich bemüht, ärgerliche Kunstfehler des alt gewordenen Chirurgen zu kaschieren, bis es eben nicht mehr ging. Dann habe er zusammen mit Volksbildungsminister Paul Wandel die notwendige Amtsenthebung in aller Freundschaft doch vornehmen müssen. Groß war die Empörung in der westberliner und bundesrepublikanischen Presse. Der Berliner „Abend" schrieb am 7. Juli von „Sowjetdeutscher Totenehrung" und in vielen anderen westdeutschen Tageszeitungen war von schweren „Entgleisungen" oder „Taktlosigkeiten" bei der Trauerfeier zu lesen.

Die westdeutschen Nachrufe auf den Chirurgen überschlugen sich im hohen Lob auf den großen Chirurgen. Von „König Arzt – Arzt der Könige" konnte man im Hamburger Echo lesen, vom „Wegbereiter der wissenschaftlichen Chirurgie" in der Brauschweiger Zeitung, vom „Fürst der Chirurgen" in der Rheinischen Post, vom „Meister der Chirurgie" in den Hessischen Nachrichten, von „Weltgeltung" in der Oldenburger Nordwestzeitung oder vom „Sieger über den Tod" im Berliner „Abend". Der eigene Tod des Chirurgen und die letzten Jahre seiner Tätigkeit waren überschattet gewesen von schwerer Krankheit, schwindender intellektueller Klarheit unter den Zeichen zunehmender Altersverwirrtheit, aber auch von dem unbändigen Willen, unter allen Umständen weiterzuoperieren. Auf diese Weise waren Fehlleistungen und ärztliche Katastrophen voraussehbar. In seinen letzten Lebensjahren war Sauerbruch weiterhin als Operateur in einer Privatklinik in Berlin-Grunewald tätig. Die schweren Zwischenfälle, die schließlich zwangsläufig zum Verzicht auf jede weitere chirurgische Tätigkeit führten sind in der Vergangenheit ausführlich, zum Teil nicht ohne Sensationslust dargestellt worden. Sie sollen hier nicht wieder aufgegriffen werden, dies vor allem auch nachdem Jürgen Thorwald in seiner nicht ganz unumstrittenen Darstellung „Die Entlassung – Das Ende des Chirurgen Ferdinand Sauerbruch" (1960) diesen Vorgängen ein eigenes Buch gewidmet hat. Bemerkenswert sind allerdings Sätze, die sich in der Einleitung zu Thorwalds Buch finden und hier zitiert werden sollen:

„Nur selten hat zerstörende Krankheit die vorher fundierte historische Größe und Bedeutung eines Mannes geschmälert, sondern weit eher sein Menschenbild vertieft […]. Im Zuge der Tragödie um Ferdinand Sauerbruchs letzte Lebensjahre ist die doppelte Verantwortung des größten Teils der ärztlichen Umwelt und Mitwelt – gegenüber den Kranken auf der einen Seite und gegenüber dem durch Leiden zum Versagen verdammten Arzt auf der anderen Seite – in außerordentlichem Maße missachtet worden“. (Thorwald 1969, S. 13)

10 Was blieb? – Die Vermarktung Sauerbruchs

Was von Sauerbruch blieb, war vor allem sein Spielfilm (1954), der wie kaum ein anderer deutscher Arztfilm nach 1945 den biographischen Mythos des Chirurgen aufgriff und weiter verfestigte, war aber auch die nach Sauerbruch benannte und überaus erfolgreiche Hormoncreme „Hormocenta". Mit Zelloloidstreifen wie „Robert Koch, der Bekämpfer des Todes" (1939), „Germanin" (1943) und „Paracelsus" (1943), um nur wenige zu nennen, waren im nationalsozialistischen Deutschland historische Arztfilme geschaffen worden, die ganz auf die Überhöhung, ja Glorifzierung „nationaler" Medizin zielten und den deutschen Arzt als Überarzt, als Führerarzt und als herausragenden Wissenschaftler zeugten. An diesen Arztmythos soll nach dem Krieg ohne jeden Zweifel wieder angeknüpft werden. Der am 13. August 1954 uraufgeführte „Sauerbruch"-Film war damit nicht nur ein, wie die Pressemeldungen der Zeit belegen, überaus erfolgreicher Unterhaltungsstreifen, der ein erst drei Jahre zuvor erloschenes und gleichwohl bereits heroisch-überstilisiertes historisches Arztleben spielerisch-biographiefern wiedergab, sondern auch unmissverständlich den Fortbestand des alten Arzttypus signalisierte. Dabei differierte dieses Bild allerdings vom populären Nachkriegsmotto des „Wir sind wieder wer!" in einer entscheidenden Nuance. Es gab ihn nicht wieder, sondern immer noch, den heroisch-autoritären Arzttyp, gebeugt aber ungebrochen durch die Stürme der jüngsten Vergangenheit. Die komplizierte und ränkereiche Vorgeschichte der Filmproduktion, in der als vorgesehener Drebuchautor Fritz Kortner (1919–1970) auf- und wieder abtaucht, als Regisseur Josef von Baky (1902–1966) und als Hauptdarsteller O. E. Hasse (1903–1978) kurz aufleuchten und verglimmen, kann dieser Stelle nur angedeutet werden. Udo Benzenhöfer (vgl. Benzenhöfer 1993, S. 60 ff.) ist ihr ausführlich nachgegangen. Letztlich hat Rolf Hansen (1904–1990), regimekonformer Unterhaltungsproduzent der NS-Diktatur (vgl. Klee 2007, S. 215), Regie geführt, Ewald Balser die Hauptrolle des „Sauerbruch" und Heidemarie Hatheyer (1918–1919) die wichtige Nebenhauptrolle der „Olga

W. U. Eckart, *Ferdinand Sauerbruch – Meisterchirurg im politischen Sturm,* essentials,
DOI 10.1007/978-3-658-12547-9_10

Ahrends“ gespielt. Heidemarie Hatheyer, eine der „unersetzlichen“ Schauspielerinnen des Reichspropagandaministeriums (1944) und in Goebbels Renommierblatt „Das Reich“ am 29.9.1940 als „ganz neue Schönheit“ (vgl. Klee und Hatheyer, S. 221) gepriesen, dürfte einem Teil des Publikums als die Moribunde im NS-Euthanasie-Propagandafilm „Ich klage an“ (1941) noch bekannt gewesen sein. Und wer die Programmhefte sehr aufmerksam las, der entdeckte als Drehbuchautor den im NS vielbeschäftigten Schriftsteller, promovierten Germanisten und SS-Obersturmführer (1943), Felix Lützkendorf [Pseudonym: Peter de Witt] (1906–1990) (Klee, S. 381)[1], der seine Feder vor 1945 in Romanen und Drehbüchern vorbehaltlos in den Dienst der NS-Ideologie gestellt hatte und erinnerte sich vielleicht an Lützkendorf-Filme wie „Wunschkonzert“ (1940), „Stukas“ (1941) oder den antirussischen Hetzfilm „GPU“ (1942). Im Krieg war Lützkendorf darüber hinaus SS-Kriegsberichterstatter bei der Leibstandarte Adolf Hitler. Wegen seiner „Mitarbeit am neuen, politisch ausgerichteten Film“ erhielt er 1942 das Kriegsverdienstkreuz II. Klasse ohne Schwerter. All dies empfahl ihn offensichtlich auch noch nach 1945 für das Sauerbruch-Drehbuch. Bei der Premiere im Gloria-Palast zu Berlin wurde der Sauerbruchfilm „auf offener Szene mit Beifallsstürmen begleitet“, und auch manches Provinzblatt feierte den Film in höchsten Tönen. Kritisch allerdings war ein Artikel in den Stuttgarter Nachrichten vom 27.8.1954, dessen Autor eine Assoziation an den populären Reitsport zu der spöttelnden Bewerkung veranlasst hatte: „Schneidet für Deutschland“ (Benzenhöfer, S. 73)[2].

Inhaltlich orientierte sich der Sauerbruch-Film weitgehend an der Pseudo-Autobiographie „Das war mein Leben“ (1951), deren Zentralszenen melodramatisch ausgeweitet wurden. Doch der Kino-Streifen traf wohl den Nerv der Zeit bei großen Teilen des Publikums, das die „Hitlerei“ überlebt hatte und im Film nicht nur den heroisch überhöhten Meisterchirurgen wiederentdeckte, sondern auch positive Anknüpfungspunkte an eine postnationalsozialistische Identität fand, die von Selbstvorwürfen oder gar Schuldkomplexen über die eigene Verstrickung weitgehend frei war. Die ‚ganze' Sauerbruch-Biographie wird in ihrer Lichtspiel-Präsentation auf wenige Tage des Jahres 1948 zusammengedrängt, wobei in den Klinikalltag des „großen“ Arztes immer wieder ältere biographische Elemente als kurze Erinnerungsepisoden eingeblendet sind. Auf diese Weise entsteht ein Ge-

[1] NSDAP Nr. 2957721; SS Nr. 405883; vgl. Klee, Kulturlexikon, 381.

[2] Benzenhöfer, „Schneidet für Deutschland“, 73. Vgl. zu dem Auf Sauerbruch umgemünzten Slogan „Schneidet für Deutschland“ dessen Vorbild im Tobis-Klangfilm „Reitet für Deutschland“ (1941) mit dem Massen-Idol und in der NS-Bewertung „gottbegnadeten“ Schauspieler Willy Birgel (1891–1973); Klee, Birgel, in: Kulturlexikon, 53–54. Während der olympischen Reitererfolge Alwin Schockemöhles (*1937) in den 1960er Jahren erlebte der Slogan „Reitet für Deutschland“ seine Wiedergeburt im jungen Medium Fernsehen.

samtbild, das auf eine sonderbare Weise ahistorisch wirkt, indem die historischen Anknüpfungspunkte der jüngeren Vergangenheit zwar erkennbar werden, aber beim Publikum die eigene memorierte historische Identität allenfalls andeuten, bei Sauerbruch indessen durchweg als Elemente der Heroisierung instrumentalisiert werden. Typisch hierfür ist schon die Eingangsszene, die als Genre-Bild des Wiederaufbaus imponiert. So wird der im Film gerade einmal drei Jahre zurückliegende totale Zusammenbruch Deutschlands mit seiner Totalität von Zerstörung und Elend in Wiederaufbau umgemünzt. Es entsteht ein neues Gebäude auf Trümmern, die weggeräumt und damit ebenso unsichtbar geworden sind, wie die Umstände ihrer Entstehung. Aus diesem Hauch von Kontextualisierung erhebt sich fast gottgleich Sauerbruch als Arzt und Mensch, wie aus den Schlussformulierungen einer undatierten Pressemitteilung der Corona-Schorchtfilm erhellt:

> „Nahe Geschichte steht auf in diesem Film und dennoch ist zwischen Lächeln und Tränen einfach nur der Alltag eines grossen Arztes gezeigt, vor dem alle Menschen, ob reich oder arm, bloss Hilfesuchende sind. Aus ebenso dramatischen wie erschütternden Szenen heraus sehen uns noch einmal die Augen des berühmten Chirurgen an, der nicht nur ein grosser Arzt, sondern auch ein grosser Mensch gewesen ist".

Ähnlich erfolgreich wie der Film war auch die Hormoncreme Hormocenta®, die sich vom Anfang der 1950er Jahre bis heute mit dem Namen des Chirurgen empfiehlt. Produziert wurde Hormocenta® von der 1950 in Berlin gegründeten „BÖTTGER GMBH, PHARMAZEUTISCHE UND KOSMETISCHE PRÄPARATE". In einer Chronik des Unternehmens war zu lesen:

> „Das Unternehmen stand bis 2003 unter der Leitung seines Gründers Herrn Generalkonsul a. D. Wolfgang Böttger. In Berlin eröffnete Wolfgang Böttger die Grunewaldklinik, in der unter Anleitung von Geheimrat Prof. Dr. Ferdinand Sauerbruch mit der Auswertung der dermatologischen Erfahrung und Rezepturen dieses berühmten Mediziners begonnen wurde. Auch Professor Sauerbruch gehörte zu den Gründungsmitgliedern des jetzigen Unternehmens, das heute von den Söhnen von Herrn Böttger weiter als traditionelles Familienunternehmen geführt wird. Ausgehend von den Forschungsergebnissen des berühmten Mediziners Professor Dr. Ferdinand Sauerbruch entwickelte die Forschungsabteilung der BÖTTGER GMBH Verfahren zur Herstellung von Grund- und hochwirksamen Wirkstoffen".[3]

[3] Vgl. http://www.dooyoo.de/duschen-baden/algemarin-freshness-shower-gel-300-ml/1179613/; letzter Zugriff: 06.08.2015 16:23).

In der frühen Fernseh-Hormocenta®-Werbung wurde gern wieder auf das Film-Genre zurückgegriffen. So hielt von 1950 bis 1960 die zackige Puszta-Filmdiva Marika Rökk (1913–2004), „Primaballerina des NS-Kinos" (Kulturlexikon zum Dritten Reich, Frankfurt 2007, S. 491 ff.), ihr faltenfreies Antlitz für Hormocenta® hin. Aber die Rökk war nur einer der „berühmten Filmstars", deren Begeisterung für Hormocenta®-Produkte jede Anzeige werbewirksam herausschrie.

Noch heute wirkt Marika Rökk in der Werbung für das Creme-Produkt nach, wenn man dem aktuellen Internetauftritt für Hormocenta® Glauben schenkt:

> „Als eine der ersten deutschen Kosmetikmarken der Nachkriegszeit wurde HORMOCENTA 1954 von der Firma Hygiena Institut Thober & Thiele gegründet. Zwei Jahre später wurde in HORMOCENTA Hygiena Thober KG umfirmiert. „Verjüngt, verschönt und faltenlos durch HORMOCENTA nach Geheimrat Prof. Dr. Sauerbruch". Erste große Erfolge brachte die Zusammenarbeit mit dem weltweit renommierten Prof. Dr. Ferdinand Sauerbruch. Er entwickelte exklusiv die ersten Rezepturen für HORMOCENTA. Seine Person selbst war auch Teil der für damalige Zeiten großen Marketing Kampagnen. Durch die stetige Weiterentwicklung seiner Rezepturen hat sich HORMOCENTA im Laufe der Jahrzehnte zum Spezialisten für reichhaltige Pflegeprodukte entwickelt. Durch die legendären TV-Spots in den 1960/70er Jahren mit der weltberühmten Marika Rökk – „HORMOCENTA mocht jong!" – erzielte HORMOCENTA endgültig Kult-Status. Ein Jahrzehnt war Marika Rökk Testimonial und Markenbotschafterin von HORMOCENTA. Damit prägte die authentische Marika das Image der Marke maßgeblich. Noch heute wird sie auf positive Art und Weise mit der Marke HORMOCENTA in Verbindung gebracht".[4]

In den kosmetisch noch recht bescheidenen 1950er Jahren gab es nur die Produkte Tagescrème, Nachtcrème und Nachtrème-extra fett. Inzwischen hat sich die Poduktpalette ganz erheblich erweitert. Auch Sauerbruchs Marktwirkung scheint damit ungebrochen.

In der Idol- und vorbildarmen Zeit nach 1945 war der Berliner Charité-Chirurg Ernst Ferdinand Sauerbruch wie ein Phoenix aus der Asche der Nationalsozialistischen Diktatur zum schneidenden und salbenden Heilgott der deutschen Nachkriegsgesellschaft in Ost und West aufgestiegen. Erhoben zur vorbildhaften Arztpersönlichkeit, zum Symbol und Idol des zeitlosen Arztes weit über den Stürmen der Politik, orientierten sich ganze Medizinergenerationen an diesem konstruierten Bild.

[4] Vgl. http://www.hormocenta.com/de/about/60-jahre-hormocenta/; Zugriff: 06/08/2015 16:44).

Was Sie aus diesem Essential mitnehmen können

- Biographisches zu Sauerbruch: Anfänge der Thoraxoperation
- Deutschsprachige Schweiz im Ersten Weltkrieg
- Räterepublik
- Aspekte nationalsozialistischer Kultur- und Wissenschaftspolitik; Hochschullehrer im Nationalsozialismus; Propaganda im Rundfunk; politische Ambivalenz im Nationalsozialismus
- Sauerbruch als Idol im Spielfilm
- Sauerbruch in der frühen DDR

W. U. Eckart, *Ferdinand Sauerbruch – Meisterchirurg im politischen Sturm,* essentials,
DOI 10.1007/978-3-658-12547-9

Quellen und Literatur

Ärztekammer Berlin (Hrsg) (1989) Der Wert des Menschen – Medizin in Deutschland 1918–1945. Hentig, Berlin

Barthel M (1986) So war es wirklich. Der deutsche Nachkriegsfilm. Herbig, München

Bekenntnis (1934) der Professoren an den deutschen Universitäten und Hochschulen zu Adolf Hitler und dem nationalsozialistischen Staat, überreicht vom Nationalsozialistischen Lehrerbund Deutschland/Sachsen, Dresden 1934

Bentin L-A, Popitz J, Schmitt C (1972) Zur wirtschaftlichen Theorie des totalen Staates. Beck, München

Benzenhöfer U (1954) „Schneidet für Deutschland!" – Bemerkungen zu dem Film „Sauerbruch – Das war mein Leben". In: Benzenhöfer U (Hrsg) Medizin im Spielfilm der fünfziger Jahre. Centaurus, Pfaffenweiler, S 60–73

Benzenhöfer U (1993) „Schneidet für Deutschland!" – Bemerkungen zu dem Film „Sauerbruch – Das war mein Leben". In: Benzenhöfer, U (Hg.) (1993), Medizin im Spielfilm der fünfziger Jahre, Centaurus: Pfaffenweiler, S. 60–73.

Benzenhöfer U (2001) Sauerbruch. In: Eckart WU, Gradmann, C (Hrsg) Ärzte Lexikon. Springer, Heidelberg, S 276–277

Beobachter B Tägliches Beiblatt zum „Völkischen Beobachter", 24. November 1938: „Dr. Goebbels im Virchow-Krankenhaus"

Dachkämmerchen der Wissenschaft. Der Spiegel vom 10. April 1989

Du Bois-Reymond E (1877) Kulturgeschichte und Naturwissenschaft [1877]. In: Du Bois-Reymond E (Hrsg) Reden, Bd 1. Veit, Leipzig, S 567–629 (1912)

Dubs-Buchser R (1993) Die Memoiren des Dr. med. Heinrich Freysz: Hintergründe im Sauerbruch-Skandal Zürich 1915. Kranich-Druck, Zollikon

Durieux T (1966) Eine Tür steht offen. Herbig, Berlin, S 223

Eckart WU (2002) Ernst Ferdinand Sauerbruch. In: Fröhlich M (Hrsg) Die Weimarer Republik – Portrait einer Epoche in Biographien. Wissenschaftliche Buchgesellschaft, Darmstadt, S 175–187

Eckart WU, Dewey M, Schagen U, Schönberger E (2006a) Ernst Ferdinand Sauerbruch and his ambiguous role in the period of national socialism. Ann Surg 244:315–321

Eckart WU, Dewey M, Schagen U, Schönberger E (2006b) Ernst Ferdinand Sauerbruch und seine ambivalente Rolle während der Zeit des Nationalsozialismus. Dtsch Ges Chir Mitt 36:325–333

W. U. Eckart, *Ferdinand Sauerbruch – Meisterchirurg im politischen Sturm,* essentials,
DOI 10.1007/978-3-658-12547-9

Ernst AS (1997) „Die beste Prophylaxe ist der Sozialismus" – Ärzte und medizinische Hochschullehrer in der SBZ/DDR 1945–1961. Waxmann, Münster

Flachowsky S (2008) Von der Notgemeinschaft zum Reichsforschungsrat – Wissenschaftspolitik im Kontext von Autarkie, Aufrüstung und Krieg. Steiner, Stuttgart

Genschorek W (1981) Ferdinand Sauerbruch: Ein Leben für die Chirurgie, 2. Aufl. Hirzel, Leipzig

German BW Organization (30.3.1946) Military Intelligence Division, War Department, Washington. Biological Warfare, Activities and Capabilities of Foreign Nations, 30.03.1946, National Archives Washington, Record Group Nr. 330

Görig G, Schulte am Esch J (1999) Zur Erinnerung an August Bier (1861–1949). Anästhesiologie Intensivmed Notfallmed Schmerzther 35:463–474

Hamann B (2001) Hitlers frühe Jahre - Einer von ganz Unten. DER SPIEGEL 28/2001. http://www.spiegel.de/spiegel/0,1518,143986,00.html. Zugegriffen: 9. Juli 2001

Hammerstein N (1999) Die Deutsche Forschungsgemeinschaft in der Weimarer Republik und im Dritten Reich. Wissenschaftspolitik in Republik und Diktatur. Beck, München

Hoeflmayer L (1919) Brief aus Bayern. Dtsch Med Wochenschr 45:158–159

Hubenstorf M (2001) August Bier. In: Eckart WU, Gradmann C (Hrsg) Aerzte Lexikon. Springer, Berlin, S 45–47

Karpa MF (2005) Die Geschichte der Armprothese unter besonderer Berücksichtigung der Leistung von Ferdinand Sauerbruch (1875–1951). Hochschulschrift, Bochum

Klee E (2007a) Hansen. Das Kulturlexikon zum Dritten Reich. Wer war was vor und nach 1945. S. Fischer, Frankfurt a. M., S 215

Klee E (2007b) Hatheyer. Das Kulturlexikon zum Dritten Reich. Wer war was vor und nach 1945. S. Fischer, Frankfurt a. M., S 221

Klee E (2007c) Rökk. Kulturlexikon zum Dritten Reich. Wer war was vor und nach 1945. S. Fischer, Frankfurt a. M., S 491–492

Kudlien F, Andree C (1980) Sauerbruch und der Nationalsozialismus. Medizinhist J 15:201–222

Lang GA (1968) Die Kontroverse um Kriegsursachen und Friedensmöglichkeiten 1914–1918 im Rahmen der „Neuen Zürcher Zeitung". Buchverlag der Neuen Zuercher Zeitung, Zürich

Leonhard W (2014) Die Revolution entläßt ihre Kinder, 27. Aufl. KiWi paparback, Berlin

Mertens L (2004) „Nur politisch Würdige". Die DFG-Forschungsförderung im Dritten Reich 1933–1937. Akademie-Verlag, Berlin

Mitscherlich A, Mielke F (Hrsg) (1947) Das Diktat der Menschenverachtung. Schneider, Heidelberg

Mörgeli C (1988) Ein Chirurg politisiert: Der Sauerbruch-Skandal von 1915. Schweiz Rundsch Med (PRAXIS) 77:23–127

Mörgeli C (1993) Professor Sauerbruch und das Honorar. Schweiz Rundsch Med (PRAXIS) 82(15):451–456

Niggebrügge H (2001) Die Geschichte der Beatmung – Analyse und Neubewertung am Beispiel der Geschichte des „Pulmotor" Notfallbeatmungs- und Wiederbelebungsgeräts der Lübecker Drägerwerke. Hochschulschrift, S 72

Nissen R (1969) Helle Blätter, Dunkle Blätter. Erinnerungen eines Chirurgen. Deutsche Verlagsanstalt, Stuttgart

Pabst M (1993) Burschenschaftliche Geschichtsschreibung am Beispiel der Veröffentlichung: „Couleur und Braunhemd". Verlagsgemeinschaft Anachrch, München, S 18

Peter J (1994) Der Nürnberger Ärzteprozeß im Spiegel seiner Aufarbeitung anhand der drei Dokumentensammlungen von Alexander Mitscherlich und Fred Mielke (= Schriften aus dem Sigmund-Freud-Institut;2). Lit, Hamburg, S 233–242

Professor Borst-München über die Krebsbekämpfung in Deutschland. In: Völkischer Beobachter, 28. Januar 1939

Pyta W (2007) Hindenburg – Herrschaft zwischen Hohenzollern und Hitler. Siedler, München

Ruisinger MM (Hrsg) (2014) Die Hand des Hutmachers. Heft Nr. 40. Deutsches Medizinhistorisches Museum, Ingolstadt

Sauerbruch EF (1904) Zur Pathologie des offenen Pneumothorax und die Grundlagen meines Verfahrens zu seiner Ausschaltung. Mitt Grenzgeb Med Chir 13:399–411

Sauerbruch EF (1919) Eduard Stierlin†. Munch Med Wochenschr 66:145

Sauerbruch EF (1922) Die Extirpation des Femur mit Umkipp-Plastik des Unterschenkeles. Dtsch Z f Chir 169:1

Sauerbruch EF (1926) Heilkunst und Naturwissenschaft. Naturwissenschaften 14:1088–1090

Sauerbruch EF (1933) Offener Brief an die Ärzteschaft der Welt. Klin Wochenschr 12:1551

Sauerbruch EF (1951) Das war mein Leben. Kindler u. Schiermeyer, Bad Wörishofen [weitere Auflagen 1951, 1956, 1957, 1958, 1960, 1979, 1993, 1998]

Sauerbruch EF (1998) Deutsche biographische Enzyklopädie (DBE), Bd 8. Saur, München, S 528

Sauerbruch EF (2000) Wer war wer in der DDR? Ein biographisches Lexikon. Links, Berlin, S 727

Schmidt U (2009) Hitlers Arzt Karl Brandt – Medizin und Macht im Dritten Reich. Aufbau-Verlag, Berlin

Scholder K (Hrsg) (1982) Die Mittwochsgesellschaft: Protokolle aus dem geistigen Deutschland 1932 bis 1944. Severin u. Siedler, Berlin

Spatz H (1933) Kleine Mitteilungen. Münchener Med Wochenschr 80:285

Steinwachs J (2000a) Das Tumorforschungsprogramm der Deutschen Forschungsgemeinschaft und seine Ergebnisse. In: v. Eckart WU (Hrsg) 100 years of organized cancer research. Thieme, Stuttgart, S 57–61

Steinwachs J (2000b) Die Förderung der medizinischen Forschung in Deutschland durch den Reichsforschungsrat während der Jahre 1937 bis 1945 unter besonderer Berücksichtigung der Krebsforschung, Hochschulschrift, Leipzig

Thorwald J (1937) Die Entlassung: Das Ende des Chirurgen Ferdinand Sauerbruch. Knaur, München

Verhandlungen (1937) der Gesellschaft Deutscher Naturforscher und Ärzte. 94. Vers. zu Dresden 1936, Berlin, S VI–XI

Vogel D (1989) Probleme sanitätsdienstlicher Versorgung in der Endphase deutscher Blitzkriege (Balkanfeldzug und Eroberung von Kreta). Militärgeschichtliche Mitt 45/46:93–109

Vondra H (1989) Malariaexperimente in Konzentrationslagern und Heilanstalten während der Zeit des Nationalsozialismus. Hochschulschrift, Hannover

Vossschulte K (1991) Ernst Ferdinand Sauerbruch. In: von Engelhardt D, Hartmann F (Hrsg) Klassiker der Medizin. C. H. Beck, München, S 337–349, 445–448

Voswinckel P (1998) Sauerbruch. In: Vierhaus R (Hrsg) Deutsche Biographische Enzyklopädie (DBE), Bd 8. Saur, München, S 528

Weber M (1922) Wirtschaft und Gesellschaft. Mohr, Tübingen

Wolff H, Pertschy J (1989) Sauerbruch und die Thoraxchirurgie. Zentralbl Chir 114:1299–1308

Zenker R (1991) Zur Geschichte und Entwicklung der Herzchirurgie. In: Borst HG et al. (Hrsg) Herzchirurgie – Die Eingriffe an den herznahen Gefässen, 2. Aufl. Springer, Heidelberg, S 1–12

Ungedruckte Quellen

Deutsches Rundfunkarchiv Frankfurt a. M.:2590251 2632038/2 2864095

Bundesarchiv Koblenz (BarchKo) R73/12388, R73/12467, R73/14064, R73/14175, R73/14290, R73/14290